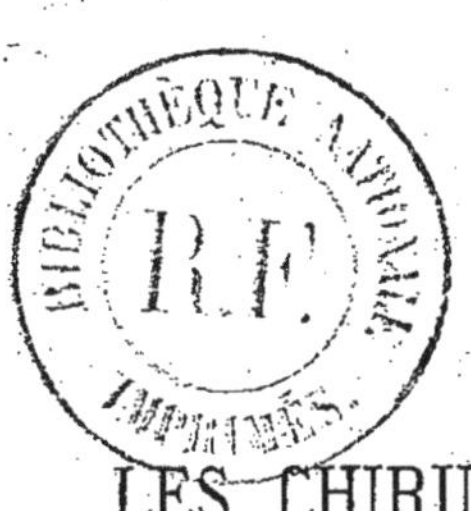

LES CHIRURGIENS D'AUTREFOIS
A NIMES

PUBLICATIONS DE L'AUTEUR

Les Médecins d'autrefois à Nimes.— Paris, 1879, F. Savy, libraire-éditeur, grand in-8° de 288 pages........................... 6 fr.

Notice sur le Docteur C. Fontaine.— Paris, 1869, grand in-8° de 30 pages. *(Epuisé)*.

Notice sur le Docteur Aug. Pleindoux.— Nimes, 1876, in-8° de 31 pages. *(Epuisé)*.

L'homme, ses origines, d'après le système de Darwin.— Nimes, 1873, grand in-8° de 59 pages. *(Epuisé)*.

De l'atrésie des voies génitales de la femme.— Paris, 1864, in-4° de 165 pages.. 5 fr.

L'Académie des sciences de Paris a accordé à ce travail une mention honorable.

Les mamelles et leurs anomalies, étudiées au point de vue de l'anatomie, de la physiologie et de l'embryogénie.— Paris, 1876, grand in-8° de 123 pages.... .... 3 fr.

Des ovaires, de leurs anomalies.— Paris, 1873, in-4° de 159 pages.. 5 fr.

De l'apoplexie des ovaires.— Montpellier, 1858, in-8° de 37 pages *(Epuisé)*.

De la grossesse de l'ovaire.— Paris, 1878, in-8° de 24 pages.

Des naissances multiples, de leurs causes, de leur fréquence relative.— Paris, 1872, grand in-8° de 92 pages........... 2 fr. 50

Des accouchements multiples en France.— Paris, 1874, in-8° de 44 pages.

L'Académie des sciences de Paris a, en 1878, accordé une mention honorable à un fragment de cet ouvrage, adressé au concours de statistique.

Etude sur un monstre double, compliqué de deux autres monstruosités, avec une planche lithographiée.— Montpellier, 1856, in-8° de 40 pages.. 1 fr.

Des anomalies de l'homme, de leur fréquence relative.— Paris, 1871, grand in-8°....... .... 2 fr. 50

De l'utérus pubescent.— Paris, 1874, in-8°.................. 1 fr.

De l'hématocèle peri-utérine et de ses sources.— Montpellier, 1858, 1 vol. in-8° *(Epuisé)*.

De l'hématocèle peri-utérine.— Paris, grand in-8° de 56 pages.

Mémoire couronné par la Société des sciences médicales et naturelles de Bruxelles.

LES
CHIRURGIENS D'AUTREFOIS
A NIMES

ÉTUDE HISTORIQUE D'APRÈS DES DOCUMENTS INÉDITS

PAR

le Dr Albert PUECH

Médecin en chef de l'Hôtel-Dieu et du Lycée de Nimes, Lauréat de l'Académie de médecine de Paris (prix Huguier), Membre de l'Académie de Nimes, de l'Académie des Sciences et Lettres de Montpellier, de la Société de Médecine de Bordeaux, de la Société des Sciences médicales et naturelles de Bruxelles.

PARIS
F. SAVY, LIBRAIRE-ÉDITEUR
77 — BOULEVARD SAINT-GERMAIN — 77

1880

LA CHIRURGIE

ET

LES CHIRURGIENS

A NIMES.

La chirurgie a, de nos jours, fait les plus grands progrès, et semble avoir atteint, ou peu s'en faut, le plus haut degré de perfection dont elle paraisse susceptible. Grâce à des recherches incessantes, à des investigations passionnées, l'art a vu reculer ses limites, et telle maladie, réputée incurable il y a quelques années, a fourni l'occasion de nouveaux et éclatants triomphes.

Pour atteindre ce but, rien n'a été négligé, et en vue de l'œuvre commune, petits et grands ont associé leurs efforts. Tout a été remanié ou soumis à une révision soignée. Les uns, utilisant leur génie descriptif, ont fait des retouches au tableau des maladies, en apportant ici un trait, là une ombre, en mettant en lumière un caractère oublié ou rejeté au dernier plan ; les autres, appliquant leur sens critique, ont soumis à une expérimentation plus sévère les diverses méthodes de traitement, et rendu à l'art des services incontestés, en signalant les défauts de l'une, les qualités de l'autre, en faisant ressortir les indications particulières de quelques-unes ; alors que d'autres, s'inspirant des ressources de leur imagination ou doués du génie de l'invention, ont trouvé de nouveaux procédés opératoires ou créé de toutes pièces des instruments jusqu'alors inconnus. N'oublions pas la découverte de l'anesthésie qui, en diminuant les conséquences redoutables du traumatisme, a facilité la pratique des opérations majeures et a permis de les aborder avec de plus grandes chances de réussite.

Ces progrès, qui sont l'œuvre du XIXe siècle et l'orgueil de notre temps, n'ont pas été obtenus sans de nombreuses luttes. Chose triste à dire et non moins regrettable à confesser, si l'erreur a la vie dure, la vérité n'a pas toujours le triomphe facile. Au grand détriment du progrès, toute découverte a ses opposants : les uns sincères, réservant leur adhésion jusqu'à plus ample informé, les autres moins faciles à convaincre, parce que, dans leur orgueil, ils ne veulent point admettre qu'on puisse voir autrement qu'ils ont vu. Autant les premiers servent la cause de la science, autant les seconds en entravent la marche. S'il est des esprits qui puisent dans la controverse de nouveaux arguments, il en est, et ce sont les plus nombreux, qui, se laissant aller au découragement, abandonnent sans retour la lutte.

Est-ce infirmité de notre intelligence ? est-ce insuffisance de notre éducation scientifique ? Nous n'avons pas toujours fait bon accueil aux découvertes, et trop souvent nous avons mis en quarantaine des données précieuses pour l'avancement de nos connaissances. L'époque actuelle, dont nous avons lieu d'être fier, ne s'est pas toujours, sous ce rapport, montrée plus clairvoyante que le passé, et pourtant nous valons incontestablement mieux que nos devanciers. Tandis que nous avons bénéficié de leurs tâtonnements et mis à profit, avec leurs expériments thérapeutiques, leurs tentatives opératoires, eux n'étaient devenus quelque chose que par leur initiative, et avaient puisé, dans leurs forces propres, les premiers éléments de leurs succès. Dépourvus de toute éducation littéraire, peu riches en instruction professionnelle, les chirurgiens d'autrefois ne ressemblaient en rien aux chirurgiens d'aujourd'hui. Véritables parias de la famille médicale, ils seront, à leur début, des barbiers, plus habiles à manier le rasoir que le bistouri, plus propres à accommoder les perruques qu'à étendre le domaine de la chirurgie; et peu à peu, par la force des choses et le concours de l'émulation, ils deviendront des chirurgiens vraiment dignes de ce nom, et susceptibles d'entreprendre avec succès des opérations capitales.

En un mot, s'ils n'ont pas toujours droit à nos éloges, ils méritent toujours notre indulgence. Historien sincère et véridique, je dirai le mal comme le bien, car je n'ai point le dessein d'écrire une apologie; mais, historien impartial, je m'attacherai à montrer les humbles commencements des chirurgiens et à faire ressortir les difficultés qu'ils ont eues à vaincre pour relever une profession longtemps décriée. A défaut de grandes découvertes, ce sera la gloire des chirurgiens nimois ; c'est du moins celle qui ressort de cette étude locale, écrite d'après les documents originaux, inédits pour la plupart.

L'origine de la chirurgie se perd dans la nuit des temps; quant à l'origine des chirurgiens, elle est beaucoup plus récente. Primitivement, le même homme exerça la médecine et la chirurgie; médecin dans la plus large acception du mot, il soignait les malades et pansait les plaies; mais plus tard, quand les progrès de la civilisation eurent accru les maux de l'humanité, il confia à un serviteur, à un esclave, le soin de vaquer au pansement des ulcères et à la cicatrisation des plaies. A en juger par les inscriptions qui ont été recueillies, c'est du moins ce qui se passait à Rome et dans la plupart des colonies romaines. Il dut en être de même à Nimes;

cependant, faute de preuves, je n'oserais l'affirmer.

Les évènements qui suivirent la décadence et la chute de l'empire romain, les invasions successives des barbares n'étaient pas de nature à relever la profession chirurgicale ; et, comme par le passé, des mains indignes restèrent chargées du soin de panser les blessures et de remédier aux conséquences du traumatisme. C'étaient, en général, les serviteurs ignorants que les médecins avaient à leurs ordres qui remplissaient cette tâche, et Dieu sait de quelle façon ils devaient s'en acquitter. Du reste, il convient de l'ajouter, cette habitude n'était pas propre à notre ville seulement : elle était passée dans les mœurs du monde entier, et les médecins arabes, qui avaient hérité de la science médicale des Grecs et des Romains, dépeignent en termes indignés l'état d'avilissement de la chirurgie. Avicenne, Averrhoes, Avenzoar, s'élèvent contre un abus aussi pernicieux aux malades qu'à l'art même ; mais, au lieu de travailler à le faire disparaître en se vouant tout entiers à la chirurgie, ils se bornent à des recommandations platoniques, et veulent qu'on ne confie la pratique des opérations qu'à des gens adroits et instruits.

Pendant que ces évènements se passaient sous la domination des califes, l'Europe inquiète et menacée, sommeillait. A cette époque de crises et de bouleversements inouïs, toute la vie intellectuelle était concentrée dans le clergé régulier et séculier. Après avoir recueilli les épaves du monde ancien, il préparait l'avènement d'un monde nouveau par la création des écoles, par la recherche et la reproduction des manuscrits échappés à l'incendie et à la destruction. Prenant la médecine sous sa protection, puisque la plupart des médecins étaient clercs, l'Eglise se montra moins sympathique à la chirurgie. Sans doute, comme on l'a écrit, elle se garda d'en interdire l'exercice aux médecins ; mais, en limitant leur intervention à la simple application des topiques, aux onguents, aux emplâtres, à quelques amulettes, elle mettait obstacle à ses progrès ultérieurs.

En dépit de son importance capitale et de son utilité incontestée, la chirurgie, par suite des préjugés règnants, se trouvait délaissée par ceux qui eussent pu travailler à son avancement. Elle restait un champ en friche ; mais, comme le sol était d'une merveilleuse fécondité, il ne tarda pas à être occupé.

Les premiers occupants furent les barbiers ou *barbitonsores*. Quoique d'origine récente — ils datent du règne de Charlemagne — ils s'instituèrent chirurgiens et s'emparèrent de ces fonctions, qui, alors peu relevées, peu difficiles et peu étendues, paraissaient assez cadrer avec celles de la barberie. Sans autres lois que leur volonté, sans autre qualité que leur inclination, sans autres règles que celles du bon sens, ils ont pu rendre quelques services ; mais, incontestablement, ils ont fait plus de mal que de bien. La fortune ne sourit pas toujours aux audacieux, et la témérité alliée à l'ignorance engendre de nombreux mécomptes.

Les abus qui naquirent de cette usurpation, peu considérables au début, devinrent à la longue tellement marqués qu'ils appelèrent l'attention du pouvoir royal. L'art, qui avait été jusqu'alors accessible à tous ceux qui voulaient s'en mêler, fut soumis à une réglementation ; mais du même coup, l'existence des chirurgiens-barbiers fut officiellement reconnue. C'est surtout à ce point de vue que ce premier édit intéresse l'historien, car les entraves auxquelles il soumet l'exercice de la chirurgie n'ont pas grande importance.

On ne possède aucun renseignement sur les chirurgiens qui ont exercé à Nimes avant cette époque. L'histoire, comme les monuments lapidaires, est muette à leur endroit. Si l'on a conservé l'inscription qui couvrait la tombe d'un médecin, si l'on a retrouvé plusieurs cachets d'oculistes (1), on n'a pas le moindre document relatif aux chirurgiens de ce temps (2).

Avec le XIVe siècle, le silence cesse et l'histoire de Ménard nous fournit plusieurs pièces intéressantes. La première notamment, datée du 20 juillet 1327, est extrêmement remarquable, non-seulement au point de vue local, mais encore au point de vue général. Elle a trait à l'examen de six lépreux ou soupçonnés tels ; elle nous fait connaître, avec le *modus faciendi* suivi en pareille occurrence, les médecins et chirurgiens qui ont pris part à cette visite si importante pour l'hygiène publique. Suivant toute vraisemblance, Jean de Bac et Pierre Garidel, maîtres en médecine, *viri eximii et approbati in arte medicinæ*, Etienne Vallete, bachelier en médecine, Guillaume de Lauro, Paul Coste et Raymond Chatbaud, barbiers, *barberii*, constituaient tout le corps médical de la cité ; car, en ces occasions, nos ancêtres aimaient à s'entourer de toutes les garanties. Je n'oserais cependant affirmer qu'il n'y eût pas d'autres barbiers ; mais certainement, il n'existait pas d'autres médecins. En effet, dans une pièce datée du 6 juin 1329, les mêmes noms reparaissent ; et, comme il s'agit d'être exempté de la contribution aux subsides et aux tailles, il est certain qu'aucun des ayants-droit n'a négligé de faire valoir ses privilèges (3).

La seconde pièce, datée de 1367, est un procès-verbal de Pierre Julien, juge-mage de la sénéchaussée de Beaucaire, sur la répartition des feux de la ville, des faubourgs et du territoire de Nîmes. Dans ce dénombrement, on trouve quatre médecins et deux barbiers. Les médecins sont : maître Guillaume de Candian, *phizicus*, maître

(1) Voir, à l'Appendice, la note A.

(2) *Archives départementales*, H. 215. Prieuré de Saint-Baudile. Achat fait par Reymond de Solignac à Gautier Gobert, barbier, et à Alix, sa femme, d'une vigne sise au pied du Mont-Juzieu (1298).

(3) Voir, à l'Appendice, la note B.

Jean de Bernard, *medicus*, demeurant l'un et l'autre au quartier de Prat : maître Louis Vallete, *phizicus*, demeurant au quartier des Garrigues; et maître Moïse, juif et *fizicus* (*sic*). Quant aux chirurgiens, ce sont : Jean de La Brosse, qualifié de *barberius*, demeurant au quartier des Corcomayres, et Raymond Ferrand, qualifié de *barbitonsor*, demeurant au quartier des Prêcheurs.

Ce sont là les seuls barbiers dont les noms nous aient été transmis par des documents écrits ; mais ce ne sont pas assurément les seuls qui se soient livrés à des pratiques médicales. A toutes les époques, il y a eu des charlatans, et à cette époque ils pullulaient plus encore que de nos jours. En ce siècle d'ignorance et de ténèbres, tout le monde s'ingérait dans l'exercice de l'art le plus difficile, et la ville était inondée de faux médecins qui, sans autre savoir que leur présomption, sans autres grades que ceux qu'ils se donnaient, causaient un préjudice infini à la vie et à la santé des citoyens. C'était, à ce qu'il paraît, un fléau général, mais par cela même, il faut n'en savoir que plus de gré à nos ancêtres d'avoir résisté à ces empiètements. Loin d'imiter une cité voisine, Uzès, qui congédiait le médecin de la ville, «devenu inutile par le nombre des empiriques qui se trouvaient dans ses murs», le conseil politique ne se contentait pas de garder le sien, mais encore faisait des réquisitions à la cour royale ordinaire pour qu'elle défendît la pratique de la médecine à tous ces ignorants et prétendus artistes (1).

Cette requête, qui fait le plus grand honneur au bon sens de nos consuls et témoigne hautement de la sollicitude qu'ils portaient à la vie de leurs administrés, trouva bon accueil auprès du pouvoir et motiva une ordonnance de Charles VI. D'après ce document, daté du 13 octobre 1397, tout barbier qui se proposait d'exercer la chi-

(1) Ménard. *Histoire*, tome II, preuves, chart. CXII, page 224.

rurgie à Nimes devait subir un examen préalable devant des gens experts en médecine, c'est-à-dire les bacheliers, les licenciés et les maîtres en médecine. C'est à la suite de cette épreuve, subie d'une façon satisfaisante, qu'il recevait l'autorisation d'exercer. Malheureusement, cette pièce, si intéressante pour l'histoire de l'art, ne nous donne aucun renseignement sur la nature de l'interrogation; mais néanmoins elle a paru mériter d'être signalée comme le premier spécimen des garanties exigées en pareille matière.

L'histoire de Ménard nous laisse ignorer, avec le nom des récipiendaires, les services qu'ils rendirent à la cité ; mais un document inédit nous permet de conjecturer qu'ils ne furent ni meilleurs ni pires que les barbiers des villes voisines. Tout entiers à leur modeste et obscure profession, ils ne connaissaient point l'émulation, cette source féconde de progrès, et ne cherchaient nullement à se relever aux yeux de leurs concitoyens. Cette indifférence regrettable ne tarda pas à prendre fin. A s'en référer au catalogue des divers maîtres (1), recueilli par Cl. Noguier, chirurgien juré en 1690, Raymond Veyret, Pierre Ailhaud, Pierre La Vache (2), Firmin Espitau ou Hospitaleri (2), Laurens Serargues, Jean Grelart, Bernard Romeyret ne se seraient pas contentés de l'autorisation qui leur aurait été accordée par les médecins de la ville ; mais, voulant donner une sanction plus haute à leur titre, se seraient transportés à Montpellier. « La maîtrise de ces sept chirurgiens auroit été octroyée par le roi Charles VII, en mars 1436, pendant son séjour à Montpellier ». Quoique cette note me paraisse quelque peu fantaisiste, j'ai cru devoir la reproduire intégralement à titre de curiosité.

(1) *Arch. départ.* E. 736, registre in-folio contenant le catalogue des divers maîtres recueillis par C. N., chirurgien juré en 1690.

(2) Ces deux chirurgiens vivaient en 1452 et examinent à cette époque plusieurs personnes atteintes de la lèpre.

Elle est, suivant toute vraisemblance, une manière ingénieuse de donner à la chirurgie nimoise une origine royale (1).

Quoi qu'il en soit de cette interprétation, les chirurgiens qui se sont succédé pendant un demi-siècle paraissent s'être contentés de l'autorisation qui leur avait été concédée par les médecins de la cité, puisque le *Catalogue* n'en parle pas ; ce qu'il n'eût pas manqué de faire, s'il en eût été autrement. Incontestablement, son auteur a pu commettre des oublis (2) ; mais il n'eût eu garde de passer sous silence de nouvelles réceptions à Montpellier, si elles avaient eu lieu dans l'intervalle. C'étaient là des faits trop capitaux pour que les papiers du temps n'en eussent pas conservé le souvenir, et c'étaient en même temps de trop réels motifs d'orgueil pour que notre historien les passât volontairement sous silence. Au contraire, le soin avec lequel il donne les noms de Jacques Sérargues (3), de Guilhaume de l'Hospital, de Jacques Dupont, d'Henry Courtoyes, de Favot neveu, la mention qui termine cette énumération — ces cinq chirurgiens auraient eu confirmation de leur maîtrise, le 17 mars 1486 — nous sont un garant que ce sont là les seuls qui aient eu la légitime ambition de demander à Montpellier la consécration de leur savoir.

Encore à cette époque, ils sont désignés sous le nom de *barbiers* ; mais d'ores et déjà ils se sentent quelque chose de plus et se préoccupent d'en faire montre. En atten-

(1) Voir, à l'Appendice, la note C.

(2) Il a oublié notamment Estienne Guizard, dit la Vache, qui reçoit deux livres, en 1479, comme chirurgien des pauvres de l'hôpital, et Grégoire Arnaud, qui examine, en 1483, un lépreux.

(3) Maître Jacques Sérargues exerçait en 1477 et figure, cette même année, dans le compoix, pour le quartier de Corcomayre. *Arch. mun.*, QQ, 6. A la même époque, Ludovic Hérail, bachelier en médecine, avait sa maison dans la rue des Prêcheurs. Brouillon de compoix du quartier de la Bocarié. *Arch. mun.*, QQ, 7.

dant que le pouvoir central accroisse leurs droits et fasse d'eux une corporation privilégiée, ils se groupent entre eux, et, associant leurs intérêts, constituent une confrérie religieuse. C'est ce que nous révèle une pièce extrêmement curieuse intitulée : *Estatuts de la venérable confrérie des barbiers et chirurgiens de la cité de Nismes en l'honneur de Dieu, de la glorieuse Vierge Marie et des saints martyrs saint Cosme et saint Damian*, établie dans le couvent des Pères Carmes, à la date du 27e jour de septembre 1491 ». Leur but apparent est de prier pour leurs morts, d'appeler la bénédiction du ciel sur leurs travaux ; mais, au fond, leurs espérances secrètes sont tout autres : ils veulent qu'à cette union purement religieuse succède une union consacrée par le pouvoir royal. Ce désir se réalisera plus tard, mais il est intéressant de constater l'initiative des intéressés. Quant aux avantages de cette confrérie, ils ne sont pas de nature à être dédaignés. Si les chirurgiens ont à payer dix sols pour honoraires de la solennité religieuse qui se célèbre à leur intention, ils ont en retour un prieur ; et, rangés sous la bannière de S. Cosme, ils possèdent une place à part dans les processions de la Fête-Dieu. Au point de vue moderne, ce sont là sans doute de médiocres avantages, mais il n'en était pas de même à la fin du xve siècle. En ce temps, le catholicisme jouissait d'une influence incontestée, et proclamait de cette façon l'individualité des barbiers-chirurgiens (1).

(1) *Arch. départ.* H. 313. Donation faite par Jérôme Courtoyes, barbier (*barbitonsor*), aux RR. PP. Carmes, de deux pièces de terre situées au plan du Luc. La donation est de l'année 1507.

Pour ne plus avoir à revenir sur cette confrérie, disons qu'elle disparut avec les guerres de religion. En 1639, sur la demande des Pères Carmes, et d'après une sentence de Pierre Calvet, elle fut rétablie. Barthélemy Mitier, Jean Pinet et Jacques Paulin sont désignés dans l'acte de rétablissement. Le prieur, qui était en général le dernier maître admis dans

Cette individualité, encore bien obscure, se dégage avec netteté dans la période suivante. Reconnue dès 1543, la corporation des barbiers-chirurgiens mit à profit toutes les circonstances pour accroître ses privilèges et conquérir son indépendance. « Semblables aux pou- » lains, qui lancent des coups de pied à leurs mères dès » qu'ils sont rassasiés de leur lait, les chirurgiens man- » quèrent peu d'occasions de se soulever contre les mé- » decins, de qui ils tenoient la plupart des connaissances » de leur art ». Auparavant ils n'étaient rien, ils aspirent à devenir tout. Obéissant à cet esprit de révolte qui régnait alors dans toutes les classes de la société, ils se crurent tout permis, et, secouant toute entrave, se proclamèrent *maîtres en chirurgie.* Se métamorphosant en conséquence, ils remplacèrent l'humilité par l'orgueil, la timidité par l'esprit d'entreprise. Autant ils avaient été timorés, autant ils se montreront aventureux, affrontant sans sourciller les opérations les plus graves et les plus difficiles. Passe encore s'ils avaient possédé un savoir à la hauteur de leurs visées ; s'ils s'étaient, au préalable, familiarisés avec les connaissances anatomiques, qui devenaient de jour en jour plus précises ; s'ils avaient puisé à bonne école la raison d'être de leur audace ; mais, par malheur, s'il y avait quelques rares privilégiés, on comptait par centaines les audacieux ignorants. Les Ambroise Paré, les Cabrol, etc., etc., sont de brillantes exceptions et n'ont laissé après eux que de rares disciples, au grand détriment de l'art chirurgical, qu'ils ont enrichi par leurs découvertes.

la communauté, faisait dire une grand-messe le jour de S. Cosme, et une messe basse tous les mois. La grand-messe, au XVIIIe siècle, entraînait une dépense de deux livres, et les douze messes basses réunies coûtaient trois livres. On donnait, pour l'offrande, de 12 à 20 sols. L'assistance de tous les maîtres à la grand-messe était obligatoire, et ceux qui faisaient défaut versaient à la caisse de la communauté des chirurgiens trois livres d'amende (2 octobre 1736). Voir note D, *in fine*.

Les chirurgiens nimois, c'est une justice à leur rendre, ne restèrent pas étrangers à cette généreuse émulation, et s'associèrent, dans la mesure de leurs forces, à ce grand mouvement des esprits ; mais ils n'apportèrent, j'ai regret à le dire, qu'un tribut insignifiant aux progrès de leur profession. Ne les blâmons pas trop, car la faute en est moins à eux qu'aux conditions dans lesquelles ils se trouvaient plaçés. Recrutés pour la plupart dans la classe des artisans ou des laboureurs, ils n'avaient reçu qu'à médiocre dose cette instruction première qui ouvre les esprits et les rend aptes à un développement normal. Si, de par leur intelligence naturelle, si commune dans nos populations méridionales, ils étaient en mesure de s'initier promptement à la pratique des petites opérations, il leur manquait cette aptitude à la réflexion et à la conception que donne la culture intellectuelle. Pourvus d'un bagage littéraire insuffisant, sachant tout au plus lire et écrire, ils étaient par ce seul fait inhabiles à étendre leurs connaissances par la méditation des auteurs, écrits pour la plupart en latin, et, par dessus tout, impropres à nous transmettre les découvertes qu'ils pouvaient faire dans leur pratique. Sans doute, l'instruction avait été vulgarisée par la renaissance des études grecques et latines, et en particulier par la création d'une Université des arts dans notre ville ; mais néanmoins, elle n'était point encore descendue jusqu'à eux, ou tout au moins était restée inaccessible à la grande majorité.

Du reste, à quoi bon acquérir à grands frais des connaissances littéraires, puisque, au point de vue professionnel, elles étaient inutiles ou tout au moins superflues. Pour être admis dans la corporation des maîtres chirurgiens, il n'était pas besoin d'être *clerc* : il suffisait de pouvoir signer son nom d'une façon plus ou moins correcte, de justifier d'un apprentissage d'au moins trois ans chez un maître, de produire un certificat de bonne vie et mœurs, et surtout de satisfaire aux épreuves exigées par les statuts royaux. Quant à ces épreuves, elles étaient, les unes pratiques, les autres théoriques. Dans la première, le candidat composait, séance tenante, un onguent pour les blessures ou pour les brûlures; dans la seconde, il était examiné sur la petite chirurgie, sur les premiers éléments d'anatomie, sur les veines du corps humain, *là où elles gisent et à quoi elles servent*. Enfin, dans la dernière séance, il faisait son chef-d'œuvre devant les juges, rangés par ordre d'ancienneté sur leurs bancs. « Vous voyez amener un pauvre diable, ramassé dans les rues à cause de sa barbe et de sa chevelure hérissée; c'est une espèce de sanglier. Il faut que le récipiendaire le rase lestement et sans le faire sourciller, ensuite qu'il le tonde élégamment et à la mode; mais ce n'est rien, vous voyez bientôt amener un homme pauvre, gras à lard, comme quelquefois il s'en trouve pour faire enrager les riches. Aucune veine ne paraît sur son corps: le récipiendaire est tenu de le saigner sans hésitation et sans aide (1)». A la suite de ces diverses épreuves, si elles étaient subies à la satisfaction générale, il était proclamé maître et obtenait le droit d'ouvrir boutique et de prendre bassins et enseigne.

Certes, je suis disposé à croire que c'était là le minimum de leurs connaissances; mais, même dans cette hypothèse, assurément la plus large sinon *la plus vraie*, on est forcé de reconnaître que ces chirurgiens avaient beaucoup à acquérir pour être à la hauteur de leur mission. Avec un bagage scientifique aussi modique, ils étaient obligés de parer aux mêmes nécessités que de nos jours; car la pauvre humanité, soumise à des maux et à des accidents identiques, a éprouvé dans tous les temps un égal besoin d'être secourue dans ses souffrances et dans ses misères. Si, trop souvent aux prises avec

(1) Monteil. *Histoire des Français*, t. III, p. 257.

2

le mal, ils ont dissimulé leur impuissance par une thérapeutique plus apparente que réelle, parfois aussi, éclairés par une lueur soudaine, ils ont rencontré du premier coup la médication opportune et vraiment efficace. A parler en toute franchise, ce sera là le cas le moins commun; mais, à moins d'oublier leur mode d'instruction, on ne saurait, en aucune façon, en être étonné. Au contraire, ce dont il faut être surpris, c'est qu'avec une préparation aussi élémentaire, avec des ressources aussi minimes, ils aient pu laisser à la postérité des exemples à suivre, des conduites à imiter.

Joignant les preuves à l'appui, je voudrais pouvoir dresser l'inventaire des ouvrages qui les contiennent et rendre à chacun la justice qu'il mérite ; mais, faute d'espace, je dois m'interdire cette tâche. Et pourtant, de quel intérêt ne serait-elle pas, surtout si l'on joignait à l'exposé de la découverte le récit des difficultés qu'a rencontrées sa mise au jour ?

Pour s'élever au-dessus de leurs pairs, pour faire sortir l'art des ornières battues, les chirurgiens de la seconde moitié du XVIe siècle avaient dû, non-seulement parfaire leur éducation littéraire et professionnelle, mais encore s'isoler du tumulte de la rue et de l'agitation de la cité. En ces temps troublés, le calme n'existait nulle part; les luttes intestines se succédaient sans relâche et tenaient en alerte les esprits les mieux trempés. Les villes étaient prises et reprises, et les excès de la soldatesque n'étaient pas oubliés, qu'il fallait s'apprêter à les voir se renouveler. Quant aux villes momentanément éloignées du théâtre de la lutte, elles n'offraient pas davantage cette tranquillité si chère aux travailleurs. Les populations en étaient inquiètes, agitées, et souvent en proie aux plus mauvaises passions.

Née d'hier, la Réforme battait en brèche le catholicisme et en menaçait l'existence. Patronée par les princes et les grands, elle avait merveilleusement prospéré, et n'avait pas tardé à devenir une puissance politique avec laquelle il fallait compter. A l'inverse du christianisme, elle s'était fait des prosélytes dans la noblesse, dans la magistrature, dans les classes qui, par leur instruction, constituaient un véritable patriciat. En un mot, elle avait rangé sous sa bannière la plupart de ceux qui marquaient par la naissance ou le talent.

Nimes fut, en France, une des rares villes dans lesquelles la Réforme ne conserva pas son caractère aristocratique; c'est du moins celle dans laquelle elle se créa le plus d'adhérents dans le peuple. Si la tolérance des conseillers du présidial, l'enseignement des professeurs de l'Université récemment créée (1539), en facilitèrent singulièrement l'avènement, il ne faut pas oublier non plus que les premiers réformés appartenaient aux plus basses classes. Quelques années après les premiers prêches, la doctrine nouvelle était pratiquée ostensiblement, car elle avait été adoptée par la majorité des habitants. A s'en référer aux baptistaires, qui sont les seules bases que nous possédions, Nimes, sur une population de 9,000 habitants, ne comptait pas moins de 6 à 7,000 réformés (1).

Au milieu de ces transformations, qui ne s'effectuèrent pas sans troubles ni déchirements, le rôle des chirurgiens-barbiers paraît avoir été assez effacé. Si tous, à l'unanimité, embrassèrent la doctrine nouvelle, ils n'eurent qu'une part insignifiante à la direction des affaires; et, à l'exception de l'un d'eux, qui fut nommé *ancien* pour l'année 1578, ils n'arrivèrent jamais aux dignités du Consistoire.

Cette exclusion, quelque regrettable qu'elle soit pour

(1) A compter en bloc tous les actes de baptême, il y en aurait eu un plus grand nombre; mais si l'on défalque, comme il est juste, tous les actes concernant les enfants nés aux environs, on sera amené à admettre ce chiffre comme se rapprochant le plus possible de la vérité.

l'honorabilité des chirurgiens, ne saurait cependant nous autoriser à incriminer la tiédeur de leur foi ou à suspecter la sincérité de leur conversion. Elle s'explique bien plutôt par les écarts de leur bavardage, par leurs agissements, qui n'étaient pas toujours irréprochables. Colériques et emportés comme des gens dépourvus d'éducation, les chirurgiens n'étaient pas toujours des modèles de charité chrétienne, et se laissaient trop souvent dominer par la violence de leurs passions. De là des actes condamnés tout à la fois et par la morale, et par la religion. A l'un on reprochera d'avoir *rasé* et *taillé* les cheveux le dimanche ; à l'autre, d'avoir insulté son voisin ; celui-ci aura blasphémé le *saint nom de Dieu*, celui-là aura tiré deux ou trois coups de sarbacane sur un certain monsieur.

Un médecin nimois, qui écrivait à cette époque, attribue à l'un d'eux une conduite encore plus infâme. Mais laissons-lui la parole, car c'est le seul témoignage que nous en ayons. « Je me suis laissé dire, par un maistre chirurgien qui n'a point de nom, que, quand le blessé qu'il avoit en charge ne crachoit sur le bassin ce qu'il vouloit,qu'il lui excitoit douleur à sa playe avec l'égiptiacum, pour se faire mieux reclamer, recognoistre et récompenser (1) ». C'était là sans doute une pure calomnie, mais cependant nous n'oserions en jurer.

Les rapports des chirurgiens avec les médecins, s'ils sont quelquefois courtois et respectueux, sont parfois des plus irrévérencieux. Non-seulement, glorieux de leur affranchissement, ils n'appellent plus les docteurs à présider les examens des récipiendaires, mais encore, orgueilleux de leur demi-science , ils ne se gênent pas pour critiquer leur pratique et blâmer leur intervention théra-

(1) J. Suau. *Traitez contenant la pure et vraye doctrine de la peste et de la coqueluche, les impostures spagyriques et plusieurs abus de la médecine, chirurgie et pharmacie*. A Paris, 1586, p. 23.

peutique. De là, parfois, des querelles, quand ils se rencontraient dans une tierce maison, ou même dans la rue; « de là de grandz oultrages atrosses, et mesmement » quand ils se trouvent et sont assemblés à panser les malades (1)».

Quant à leur savoir, il est difficile de dire ce qu'il était; mais, suivant toute vraisemblance, il n'était pas à la hauteur de leurs prétentions. Saigner, appliquer des emplâtres sur des furoncles, des clous, des plaies, réduire les luxations les plus simples et échouer pour les plus difficiles, telle était en général leur pratique. En d'autres termes, leur chirurgie était un *art sans art*, et leur science se bornait à un empirisme grossier.

L'art de guérir était, pour la majorité de ces chirurgiens, un art obscur et informe. A quoi leur eût-il servi d'étudier? la pratique n'est-elle pas le meilleur des livres, et la hardiesse et la témérité ne donnent-elles pas le droit de décider de la vie des hommes? Ceux qui se vantaient d'être initiés n'avaient besoin, pour persuader, que de leur propre témoignage. La médecine, de même que la superstition, trouve toujours une ressource certaine dans la crédulité. La faiblesse, la crainte et la douleur soumettent les hommes à ceux qui leur promettent du soulagement, ou qui les menaçent de malheurs cachés dans l'avenir.

Il n'est donc pas surprenant que les chirurgiens-barbiers ne se missent pas en frais pour sortir de leur ignorance, d'autant que la ville était, à cette époque, infestée par de soi-disants médecins spagyriques. Ces individus, pour débiter leurs fausses quintessences, allaient criant et placardant par les rues leurs divines cures, « comme ceux qui crient la mort aux rats, la pou-

(1) *Archives du Consistoire*, 13 juillet 1583. Ces renseignements m'ont été fournis par M. Charles Sagnier, auquel je renouvelle mes sincères remerciements pour son extrême obligeance.

dre aux puces ». Ils débitaient leurs liqueurs, à petites gouttes, « à une infinité de pauvres personnes ignoran-
« tes, ne leur promettant guérison jusques au temps
» qu'ils s'en pourroient estre allez, pour n'estre sai-
» sis et chastiez. Outre les coureurs, il y a bien quelques
» appoticaires, chirurgiens et ignorans médecins, qui,
» pour s'introduire et mettre en cognoissance et practi-
» que et en tirer cependant quelques *fructus ventris*,
» charlatent ces vertus spagyriques. J'ai cogneu fort fa-
» milièrement un maistre chirurgien de Montpellier, bon
» practicien, et fort ignorant théoricien, qui preschoit
» souvent ceste doctrine paracelsique, avec son eau des
» arquebusades, laquelle il faisoit remède à toutes les
» maladies, et me doute que, s'il eust plus longuement
« vescu, il en eust faict une eau lustrale contre les dia-
» bles et les sorciers ».

Ce tableau, ébauché par un pinceau réaliste, est l'œuvre d'un nimois, merveilleusement placé pour voir et observer. J. Suau, qui l'a signé, avait été tout d'abord jurisconsulte ; mais sur ses vieux ans, délaissant sa vocation première, il s'était enthousiasmé pour la médecine. D'où lui vint cet amour qui l'amena sur les bancs de l'Université de Montpellier, à un âge ou l'on aspire au repos ? C'est ce sur quoi il ne s'explique pas, mais il est vraisemblable que son mariage avec la fille de Jean Vergier ne fut pas étranger à cette transformation. Gendre et beau-frère de maîtres chirurgiens, qui l'un et l'autre se sont fait un nom par leur courageuse conduite dans les épidémies de peste, il avait, dans l'intimité de leurs conversations, pris le goût le plus vif à l'art de guérir, et avait fini par reléguer au grenier les Institutes et les Pandectes.

Devenu médecin, Suau restera fidèle à ses amitiés ; il se montrera même injuste à l'égard de ses nouveaux confrères. Il les traitera de pédants, d'avares et d'envieux, et gardera toutes ses tendresses pour les chirurgiens. Il leur reprochera tout au plus d'être glorieux ; mais il choisira deux d'entre eux, Jean Vergier et Tannequin Guillaumet, pour être ses interlocuteurs, ou, comme il le dit, ses *compères.*

Avec son beau-frère, il parlera de la peste, maladie toujours à l'ordre du jour; car elle est, à cette époque, une menace permanente; avec Guillaumet, il traitera de la *merveilleuse et prodigieuse maladie épipendemique et contagieuse, appelée coqueluche.* S'il est déplacé d'analyser ces deux ouvrages, quoiqu'ils soient extrêmement curieux, il est au contraire naturellement indiqué de dire quelques mots du chirurgien, auquel, pour humecter sa gorge, il offre « du bon vin gréjoys, ou de douces confitures ».

T. Guillaumet n'était pas un *chirurgien de douzaine,* comme on le disait plaisamment des hommes de médiocre valeur, mais un véritable chirurgien, occupant dans la cité une situation exceptionnelle. Etabli depuis une quinzaine d'années, il se trouvait alors dans toute la force de l'âge et dans la pleine maturité de son talent. Non content de briser les obstacles que suscite toute supériorité, de donner des preuves de son habileté chirurgicale, il avait voulu démontrer à ses concitoyens qu'il savait tenir une plume, et avait déjà publié trois ouvrages relatifs à l'art de guérir. Quelle en était la valeur ? C'est ce que je ne saurais dire ; car le *Questionnaire des tumeurs contre nature*, le *Questionnaire des principes de la chirurgie* et la *Dispute des arcbusades* ont jusqu'ici échappé à mes persévérantes recherches (1).

On le voit, à tous ces titres, Guillaumet méritait l'honneur qui lui était fait par Suau, et, à en juger par le caractère de ses interrogations, par la vivacité de ses répar-

(1) Je donne, dans les notes, une biographie très-étendue de ce chirurgien, avec la liste complète de ses ouvrages.

ties, on est en droit d'affirmer qu'il a su se maintenir à la hauteur de son rôle. Si l'on tient pour exactes les assertions d'Eloy (1), il ne se montrera pas toujours aussi bien inspiré. Ainsi, dans la querelle qu'il eut avec Jacques Veyras, au sujet des plaies d'armes à feu, le chirurgien fut battu par le médecin, en soutenant que ces plaies sont produites par la brûlure, et non par la contagion des tissus. Quoiqu'il se soit acharné à maintenir son dire, il a commis une grossière erreur, qu'on a peine à s'expliquer, et on doit savoir gré au médecin nimois d'avoir pris la plume pour en faire la réfutation.

Malgré cette défaite, qui dut humilier profondément son orgueil, Guillaumet n'en conserva pas moins la légitime réputation qu'il s'était acquise. Mais, pour effacer son échec, il s'occupa de produire de nouveaux travaux. Chef de la communauté par son titre de chirurgien du roy, il l'était surtout par ses talents et la juste considération dont ses concitoyens l'entouraient. S'il a été parfois un théoricien malheureux, s'il a pu écrire des ouvrages remplis de puérilités et de préjugés, il n'en a pas moins été un praticien remarquable et souvent bien inspiré.

Pendant de longues années, Guillaumet tint à Nimes le sceptre de la chirurgie. Il était même le seul et unique représentant de cet art, lorsque le hasard lui suscita un émule, sinon un rival, dans la personne de Léonard Thérémin. On ignore d'où venait ce chirurgien ; on sait seulement qu'il était étranger à la cité, et qu'il s'établit à Nimes vers 1587.

Ambitieux et entreprenant, Thérémin ne tarda pas à percer et à s'élever au-dessus de ses pairs. Dès ses débuts, il se pose en maître et est accepté comme tel. S'agit-il de

(1) Eloy, dans son *Dictionnaire historique*, a énuméré seulement quelques-uns de ses ouvrages, et critiqué avec juste raison sa théorie des plaies par armes à feu.

panser les soldats blessés (1588), c'est à lui qu'est confiée cette tâche ; s'agit-il d'embaumer le corps de l'évêque, c'est à lui — un transfuge de fraîche date cependant — qu'incombe cette délicate fonction ; enfin, s'agit-il de représenter le premier barbier et chirurgien du roy, c'est lui qui est désigné pour cet honorable emploi. Bref, la fortune sourit à ses efforts persévérants, et ses enfants, alliés aux familles les plus considérées, prennent rang dans la haute bourgeoisie.

Théremin n'a pas imité Guillaumet. Si, comme lui, il a vécu de longs jours, il n'en a consacré aucun à la publication d'un ouvrage. Il n'a laissé que son nom à la postérité, et cependant on ne saurait dire qu'il a été tout à fait inutile à ses successeurs. Pendant toute la durée de sa vie, il a prêché d'exemple, et a formulé des préceptes qui, recueillis par ses contemporains, ont servi les intérêts de l'art. De là sa place dans cette étude, de là ses droits à la reconnaissance de l'historien.

Tristan Théremin, qui lui succéda en 1633 comme lieutenant, fut le digne héritier de son père, et mérite d'être loué pour la vigoureuse impulsion qu'il sut donner à la communauté. Gardien vigilant de ses privilèges, il introduisit de nombreuses réformes et organisa sur de sérieuses bases la compagnie, dont il était le chef légal. Grâce à son initiative, les délibérations furent recueillies dans un registre *ad hoc* et signées par chacun des membres présents. C'est dans ce registre in-folio que se trouvent insérées toutes les séances de la communauté pendant un demi-siècle (1633-1684). C'est là qu'est relatée sa vie intérieure, c'est là qu'il faut aller chercher les renseignements concernant son organisation, le mode d'admission des récipiendaires, tous renseignements qui, jusqu'alors, avaient complètement manqué (1).

(1) Voir, à l'Appendice, la note D.

Quelque intéressant que soit ce document, nous y puiserons avec discrétion ; car, s'il fallait épuiser la matière, il faudrait plusieurs centaines de pages. Pour ménager l'espace et donner tout à la fois une idée nette et précise de l'histoire de la communauté, nous grouperons sous quelques chefs les points principaux, et arriverons, de cette façon, à satisfaire la légitime curiosité du lecteur.

La communauté nimoise était constituée par tous les chirurgiens, autorisés à exercer dans la *cité et fauxbourgs de Nismes*. Pendant longues années, et quoi qu'on ait prétendu (1), elle n'eut d'autres chefs que ceux qu'elle se donnait par l'élection ; mais, en 1618, elle dut reconnaître l'autorité d'un nouveau chef, en la personne du *lieutenant du premier barbier et chirurgien du Roy*. A l'époque où cette charge fut créée, elle était d'importance. Non-seulement le représentant du pouvoir central avait mission de faire respecter, de garder et faire garder les statuts, privilèges et ordonnances selon leur forme et leur teneur, mais encore il était le chef des lieutenances d'Uzès, Alais, Bagnols, Anduze et Beaucaire (2). A raison de sa délégation, il prêtait serment à l'autorité supé-

(1) Leblond d'Olblen (*Statuts et règlements généraux pour les maîtres en chirurgie*. 5e édit., Paris 1772), écrit, à la page 3, que l'établissement des lieutenants remonte à plusieurs siècles. « On voit, par des statuts de Charles V, du mois de décembre 1371, que dès lors le premier chirurgien avait le droit de choisir ses lieutenants ». Malgré cette autorité, je persiste à dire que Léonard Théremin a été le premier lieutenant installé à Nimes.

(2) Les chirurgiens de Beaucaire, quoique peu nombreux, constituaient une communauté fort ancienne. En 1597, le chirurgien Gauthier, fort « expert en son hart », étant venu s'établir à Beaucaire, Philippe Vigier, Jacques Reboul et Jacques Collias, chirurgiens, prétendent l'en expulser, en se faisant forts des règlements de leur maîtrise. Le conseil déclare ces règlements contraires à l'utilité publique et aux franchises de la cité, et, en conséquence, prend parti pour Gauthier.

rieure ; mais, en retour, c'était lui qui recevait le serment des récipiendaires et des syndics de la communauté.

Léonard Théremin (1618-1633) , Tristan Théremin (1633-1656), Barthélemy Mitier (1656-1676), Jean Bastit (1676-1688), Michel Dupont (1688-1692), ont, au XVIIe siècle, possédé tour à tour la lieutenance de la communauté nimoise (1). Quoique, d'après les documents contemporains, ces chirurgiens fussent, par leurs talents et la considération dont ils jouissaient, tout à fait dignes de cette charge, ils n'ont régné sans conteste qu'à la condition de dissimuler le pouvoir dont ils étaient revêtus. Toutes les fois qu'ils feront acte d'autorité, toutes les fois qu'ils essaieront d'imposer leur volonté, ils trouveront des résistances opiniâtres et se heurteront à des obstacles insurmontables.

La communauté nimoise, surtout dans la première moitié du siècle, se montre indocile au premier chef, et insubordonnée au suprême degré. Elle ne conteste pas, il est vrai, l'autorité du lieutenant, mais elle ne perd aucune occasion d'en paralyser les effets. Elle fait éclater la lutte à tout instant et à tout propos. Dans son amour d'indépendance, elle saisit tous les prétextes pour secouer le frein. Le lieutenant est-il d'avis de faire ajourner deux candidats, pour insuffisance d'instruction, elle s'empresse de les admettre dans son sein. Veut-il faire respecter certains de ses privilèges, vite elle engage un procès. Veut-il que les maîtres, « en assemblées publiques et funèbres, paraissent en habit décent, à manche fendue et à soutane», elle résiste, et, malgré un exploit signifié le 25 février 1652, elle assiste, dans son costume journalier, à la réception de Jean Bastit et à la sépulture de Jean Paris (2).

(1) Cette charge fut d'abord la propriété des titulaires, sauf en ce qui concerne J. Bastit, qui fut le prête-nom de la communauté.

(2) « Quand un maître chirurgien de la ville de Nismes sera descédé,

Cet esprit de contradiction, que je suis loin d'approuver, ne l'empêche pas, à l'occasion, de rendre au lieutenant la justice qui lui est due. La communauté exclut de son sein, pour trois mois, Pierre Sainton, qui avait insulté Tristan Théremin (17 janvier 1647). Elle se montre encore plus sévère à l'égard d'André Sabatery, qui aurait « dit plusieurs paroles offensantes et discourtoises » non-seulement au lieutenant, mais encore à toute la Compagnie ; et, « attendu l'irrévérance, elle l'exclut pour six mois ». On le voit, elle n'a pas de parti pris absolument arrêté, mais elle est faible et cède trop souvent à la pression des nombreux brouillons qu'elle renferme dans son sein.

Outre le lieutenant, il existait des *chirurgiens ordinaires du Roy*. Léonard, Antoine et Guilhaume Théremin se paraient de ce titre pompeux, et faisaient suivre leur signature de cette qualification. On ne sait au juste quelles étaient les attributions de ces chirurgiens royaux. On est porté à penser que c'était là un titre purement honorifique, une sorte de hochet donné par la protection d'un grand, ou peut-être encore acquis à prix d'argent.

A s'en référer à une pièce que j'ai eue sous les yeux, ces *primi inter pares* avaient le privilège exclusif de faire les rapports de justice, tandis que, d'après une autre, ils en auraient été dépossédés. Ainsi, Matthieu Quesnot avait obtenu de Me Bouvard, premier médecin de Louis XIII, une commission (26 août 1652), en vertu de laquelle « il doit faire les rapports des blessures et autres maladies, à l'exclusion non-seulement de ses com-

ou sa femme ou ses enfants, tous les autres maîtres seront obligés de s'assembler au lieu à ce destiné sur le bilhet, qui à ces fins leur sera envoyé ». Art. des statuts. La Cour du sénéchal et le Parlement de Toulouse donnèrent gain de cause au lieutenant dans cette affaire, et la communauté assista aux cérémonies funèbres en *habit décent*. Cette affaire, qui traîna en longueur, ne dura pas moins de dix ans.

pagnons ou collègues, mais encore des docteurs en médecine ». En présence de ces documents contradictoires, on comprend que nous hésitions à nous prononcer (1).

Ces rapports de justice, relativement plus payés que de nos jours (2), étaient, à ce qu'il paraît, une source considérable de revenus ; aussi, quand les embarras d'argent commencèrent pour la communauté, elle fit toutes sortes de démarches pour s'en approprier le produit. C'est ce qui ressort d'une curieuse transaction, en date du 20 décembre 1677. Claude Monier s'engage à céder à la Compagnie les honoraires de rapport, à charge par celle-ci de lui payer une certaine redevance annuelle.

Outre le lieutenant et les chirurgiens du roi, la Communauté avait des *syndics*. Conformément à un usage immémorial, ces officiers étaient élus tous les ans, le jour des SS. Cosme et Damien. D'abord au nombre de deux, plus tard au nombre de quatre, ils étaient les suppléants naturels du lieutenant. Ils le remplaçaient en son absence, ou, en cas d'empêchement, convoquaient les assemblées, et surtout s'enquéraient des faits illégaux concernant la pratique de la chirurgie. Non contents de poursuivre les empiriques, les vendeurs de spécifiques, ils portaient encore la surveillance sur les boutiques de leurs collègues. Ils prenaient l'initiative des poursuites, et c'est grâce à leurs investigations passionnées, que les tribunaux furent appelés à connaître de plusieurs abus, et fournirent les moyens de les réprimer efficacement.

Il n'entre pas dans mon plan d'énumérer les divers procès que les syndics furent amenés à engager, et ce-

(1) Dans un arrêt du Parlement de Toulouse, Tristan Thérémin est qualifié « commis par le premier médecin de S. M. pour les rapports en justice ».

(2) Chaque rapport était payé trois livres. D'après le compte du clavaire (1639), l'autopsie d'une femme qui avait été tuée d'un coup de pied occasionna une dépense de trois livres quatre sous.

pendant il en est qui jettent un jour curieux sur certains agissements. En voici un exemple. Quoique un arrêt du Conseil d'Etat (mars 1611) eût interdit le louage des boutiques, P. Fermillion, réduit à l'inactivité par la maladie, s'était associé avec un garçon chirurgien. Condamné par la cour du sénéchal, il en appela à la cour de Toulouse, mais sans succès (10 mars 1639). D'autres fois, c'étaient des veuves de maîtres en chirurgie qui, non-seulement tenaient boutique ouverte, mais encore arrentaient leurs privilèges à des garçons chirurgiens. A en juger par un arrêt de la cour des Grands-Jours, rendu le 27 janvier 1667, il n'y avait, à cette époque, dans notre cité, pas moins de huit contrevenants (1).

Ces exemples, comme d'autres qui pourraient être cités, montrent l'importance du rôle dévolu aux syndics ; aussi, pour obtenir ce poste, les ambitieux s'agitaient démesurément. Mitier, qui avait été maintes fois le témoin attristé de ces brigues et compétitions, adopta le parti le plus sage pour en diminuer les inconvénients. En prenant possession de la lieutenance, il décida que le vote aurait lieu par billet, et que chaque billet porterait quatre noms, dont deux pris parmi les maîtres catholiques, et deux parmi les maîtres protestants. Grâce à cette heureuse innovation, les élections furent à l'avenir, exemptes de tout conflit, et chacun des membres put espérer prendre une part à la direction des affaires de la Compagnie.

(1) Les contrevenants, nominativement désignés, sont : Goutelle, Dupont, Hélie Vincendeau, Louis Laugier, Paulin, la veuve de J. Paris, Audibert et Talagrand. Les deux premiers étaient des opérateurs privilégiés ; les autres étaient, soit des garçons chirurgiens, non encore reçus maîtres, soit des veuves de maîtres. Cette question, relative aux veuves, occupera à plusieurs reprises la communauté ; et, en 1688, elle accorde une pension annuelle de douze livres à celle qui se démettra de son privilège en sa faveur. D'après plusieurs documents du temps, ces veuves continuaient à tenir bontique ouverte.

Sauf cette séance d'élection, qui était fixée invariablement au 27 septembre de chaque année, les autres séances n'avaient rien de régulier dans leur retour. Elles avaient lieu n'importe à quelle époque et à quel jour, à l'exclusion seulement des dimanches et des grandes fêtes. Suivant les circonstances, elles se succédaient à de longs ou à de courts intervalles : ainsi, s'il est des années où il n'y en a pas, il en est où elles sont multipliées.

L'endroit où se tient l'assemblée des chirurgiens n'est point toujours le même. C'est tour à tour, et par ordre chronologique, la *chambre d'érudition*, la maison de M. le président de Solorgues, l'auditoire de MM. les officiers du bureau du domaine du Roy, la maison de M. de Rozel, lieutenant principal de la sénéchaussée; la maison de M. le président de Rochemore, la maison du lieutenant Mitier, le couvent des RR. PP. Récollets, et enfin la maison de Bastit, où est *la chambre commune*. Accidentellement, on se réunit une fois chez Me Dugal, notaire, parce que l'auditoire est occupé par Messieurs du Présidial, et une autre fois chez Céphas Théremin, pendant une maladie de Mitier.

La convocation se faisait par mandement du lieutenant. Sur son invitation, les syndics faisaient circuler de boutique en boutique un billet indiquant le jour et l'heure de la réunion. C'était un des apprentis qui était chargé de ce service pour les séances ordinaires ; c'était au contraire le candidat, quand il s'agissait d'une séance d'examen. L'assemblée se tenait toujours dans l'après-midi, habituellement à une heure, exceptionnellement à trois ou quatre heures.

L'exactitude, qui est la politesse des rois, n'était pas celle des chirurgiens ; il semble, au contraire, être dans leurs traditions de ne point avoir cette qualité. Au grand détriment de la prompte expédition des affaires, il est arrivé assez souvent que deux heures se sont passées dans l'attente des retardataires. Cette inexactitude n'était pas toujours affaire de tempérament, elle était parfois de dessein prémédité. De là, doléances du lieutenant, et, à la fin, peine disciplinaire, consistant en une amende. Quant aux absences non motivées, elles sont également frappées d'une amende de huit sols et même de trois livres, lorsqu'il s'agit des séances de réception (1659).

Lors des dissensions intérieures de la compagnie, les magistrats viennent en aide au lieutenant et prennent la direction des débats. Ces présidents, qui se succèdent, de 1633 à 1647, à intervalles plus ou moins éloignés, sont tour à tour M. de La Baume, conseiller et procureur du Roy, M. de Rozel, M. de Rochemore, président et juge-mage, M. Paul Lagorce, conseiller du Roy et garde des archives, mais surtout M. de Rozel, qui reparaît le plus souvent et met un terme à ces querelles incessantes.

Quant aux docteurs en médecine, ils nè commencent à apparaître qu'en 1641 et assistent simplement au *chef-d'œuvre*, c'est-à-dire au dernier examen du récipiendaire (1). D'abord exceptionnelle, la présence du médecin devient la règle une douzaine d'années plus tard ; mais, dans l'un et l'autre cas, son rôle reste purement passif. Assis à la place d'honneur, le député du *Collège de médecine* écoute, mais n'interroge pas. Par déférence, on peut lui demander son avis, mais on ne lui concède pas le droit de vote.

Un personnage plus assidu à ces réunions que les magistrats et les médecins, mais par position plus silencieux, est le notaire qui en qualité de greffier, rédigeait les délibérations de la Compagnie (2). Discret par profession, il se garde de transcrire tout ce qu'il entend ; mais parfois

(1) Ainsi Baux assiste au chef-d'œuvre de Frégevise, Simon de Saint-Martin à celui de Gédéon Bastit (1652). A partir de cette époque, Raspal, Formy, Clémens Dray et Dumas se trouvent aux quatre examens.

(2) Les notaires qui ont tenu le poste de greffier sont, par ordre chronologique, MM. Monteil, Deleuze et Dugal.

il s'oublie et laisse courir sa plume. S'il ne fait point toujours œuvre d'historien et enregistre des détails dont la postérité se serait passée, il reste même alors dans une réserve inconnue aux journalistes de notre temps. Il confesse des actes répréhensibles, mais il ne commet pas, à proprement parler, des indiscrétions, car il subit la pression des événements et de la Compagnie. Le plus habituellement, il s'agit d'une peine disciplinaire, et, par suite, il faut que le procès-verbal, signé des membres présents, donne la raison d'être du châtiment (1).

Telle était l'organisation intérieure de la Compagnie. A la tête, un chef, représentant immédiat du pouvoir central; au-dessous, des syndics nommés par la communauté, et un greffier commis à la rédaction du procès-verbal des séances. Quant aux membres participant aux charges et privilèges de la communauté, il nous reste à montrer comment ils se recrutaient (2).

Les séances consacrées au recrutement de la Compagnie dépassent le chiffre de deux cents. Ce nombre, quelque considérable qu'il soit, ne saurait nous étonner, puisque, pendant cette période, il y a eu quarante-deux réceptions et que chacune d'elles réclamait cinq séances au moins. Voici, du reste, le cérémonial adopté en ces circonstances.

Le candidat à la maîtrise commençait par visiter chacun des maîtres et les suppliait humblement de s'assembler. A la suite de cette démarche, le lieutenant, ou à son défaut le syndic, convoquait la Compagnie, et invitait le candidat à remettre son contrat d'apprentissage avec

(1) Voir, à l'Appendice, les pièces rapportées à la lettre E.

(2) Le nombre en est variable suivant les époques. Ainsi, s'ils sont dix en 1633, ils sont seize en 1680.

cancellation d'iceluy, et son enquête de vie et mœurs. A l'égard des fils de maître exerçant dans la ville, on se contentait de l'enquête de vie et mœurs signée par quatre témoins. Si les pièces étaient en bonne et due forme, la Compagnie fixait le jour de *l'examen tentatif*. S'il était subi d'une façon satisfaisante, le candidat était interrogé tour à tour et à huit jours d'intervalle: 1° *sur l'anatomie*, « tant en général qu'en particulier »; 2° *sur la matière chirurgicale*, et 3° enfin il était admis à faire son *chef-d'œuvre*. Le chef-d'œuvre le plus souvent indiqué est la saignée, soit de la salvatelle, soit du bras gauche. A la suite et le même jour, les lettres de maîtrise étaient enregistrées au greffe du domaine du Roy ; le récipiendaire prêtait serment entre les mains du lieutenant et retournait à son domicile, accompagné des maîtres en robe. Suivant un usage immémorial, il offrait à ses collègues une collation plus ou moins copieuse, et c'est le verre en main que l'on célébrait les mérites du nouveau maître (1).

La déclaration du 2 avril 1666 augmenta le nombre des chefs-d'œuvre, sans rendre la réception sensiblement plus difficile. D'après les procès-verbaux, le candidat eut en plus une épreuve d'anatomie, qui se faisait à l'Hôtel-Dieu (démonstration de l'œil, ventre moyen etc., etc.,), et l'application d'un bandage (hernie ombilicale, fracture de jambe avec plaie. etc., etc.) Ce furent de nouvelles épreuves, mais ce ne furent pas des garanties d'une portée bien considérable.

Ces divers examens, bien qu'ils n'eussent rien d'excessif et fussent, à dessein, circonscrits dans un cadre bien élémentaire, n'ont pas toujours été subis d'une façon satisfaisante, ou, pour ne pas préjuger la question, n'ont

(1) Les uns donnaient un festin, les autres une collation. Cet usage fut seulement interdit le 14 octobre 1756, à raison des *dépenses immenses* qu'il occasionnait aux récipiendaires.

pas toujours donné le résultat recherché. Certes, je suis loin de vouloir prendre la défense des candidats ajournés ou renvoyés définitivement; mais, quand les juges se montrent tour à tour indulgents et sévères, on a, ce me semble, quelque droit de suspecter leur impartialité. Prenons quelques exemples, afin de démontrer le bien fondé de cette opinion. Le 14 novembre 1633, la Compagnie reçoit par grâce un candidat, en considération de l'affection que lui portent Messieurs les officiers du bureau du domaine; mais, en retour de sa bienveillance, l'ajourne à six mois pour subir son second examen. Deux autres candidats (4 juin 1636), également reçus par grâce, mais sans motif avouable, subissent les dernières épreuves avec une telle faiblesse que le lieutenant proteste contre leur admission et se réserve de déduire son opposition en temps et lieu.

A ces actes témoignant d'une regrettable indulgence, on peut opposer, il est vrai, des actes empreints d'un autre caractère; mais, quoiqu'ils soient en nombre égal aux précédents, ils sont loin de leur faire une suffisante compensation. Au contraire, celui qui les examine avec soin, celui qui en scrute les mobiles, les trouve encore plus déplorables, car ils ne sont pas les effets d'une juste sévérité, mais la conséquence d'une condamnable partialité.

La communauté nimoise, comme toutes les communautés du reste, était composée de membres égaux par le titre, mais très-inégaux par le talent et les qualités professionnelles. Naturellement, les hommes médiocres prédominaient et avaient la haute main dans la direction des affaires. Jalousant les pairs dont ils reconnaissaient en secret la supériorité, ils ne négligeaient aucune occasion de leur faire sentir le pouvoir que leur donnait la loi du nombre.

Les réceptions étaient, en particulier, une des circonstances où ils pouvaient tout à l'aise humilier le confrère qui leur déplaisait. En ces temps où les grandes ambitions n'étaient pas nées, où le fils était glorieux de marcher sur les traces de son père, la majorité prenait parfois un malin plaisir à frapper de son verdict celui qui, confiant dans sa loyauté, avait soumis à sa bienveillante appréciation l'espoir de ses vieux ans.

Le candidat avait, sans doute, la ressource de la récusation, mais la Compagnie ne la prononçait qu'exceptionnellement. Il n'y a guère que Claude Noguier qui l'ait obtenue (24 janvier 1647), mais il est juste d'ajouter que sa demande s'étayait de motifs sérieux (1). Enfin le candidat avait encore la ressource des tribunaux ; mais comme le recours était extrêmement onéreux, il n'était pas accessible à toutes les bourses. Nous nous bornerons à dire, sans plus amples détails, que deux candidats seulement en ont usé et ont obtenu gain de cause par-devant le Parlement de Toulouse. Ce sont Etienne Quesnot et Théodore Levieux.

L'examen du premier, fils d'un maître chirurgien qui a marqué dans les fastes de la communauté nimoise, est un exemple frappant de ses préventions et de ses ardentes inimitiés. Dès la présentation (21 décembre 1645), il y a des altercations entre collègues et compagnons, « venant mesme jusques aux insultes et mespris ». A travers la rédaction discrète du greffier, on entrevoit des scènes confuses et sans nom, dont A. Sabatery paraît avoir été l'instigateur, et qui ont pour résultat définitif de couper court à tout examen. Devant ce procédé par trop cavalier, les tribunaux sont saisis de l'affaire. La Compagnie députe à Toulouse P. Chambon, Tristan et Léonard Théremin ; mais, malgré leurs instantes sollicitations, le Parlement, faisant droit à la requête du candidat, con-

(1) Son oncle François Fregevise avait procès en la cour de Castres avec Guilhaume Théremin. Cette récusation fut vivement combattue par ce dernier, qui sortit en maugréant.

damne la communauté à deux cent nonante-huit livres d'amende.

La communauté eut cependant le dernier mot ; car, en dépit de l'arrêt, elle n'a jamais examiné ce candidat. En vain, se prévalant de ses droits, il se présente, le 27 mars 1647, à l'assemblée et veut s'opposer à la réception de Noguier, il est expulsé de la salle, par l'ordre de M. de Rozel, conseiller du Roy et lieutenant principal de la sénéchaussée.

Cette affaire, si douloureuse à tous les points de vue, eut son épilogue. Le 22 novembre 1652, le père du candidat évincé, Matthieu Quesnot, prit la parole, et en termes indignés, reprocha à la communauté sa conduite : « Vous vendez la maîtrise pour de l'argent, et vous devriez être dénoncés à un magistrat comme des concussionnaires ». Graves paroles assurément, mais sans doute calomnies gratuites dictées par la colère et le ressentiment.

Quant aux réceptions qui ont suivi, si elles n'ont pas donné lieu à de semblables éclats, elles ne sont pas toujours à l'abri de tout reproche. La communauté se montre, suivant les circonstances, indulgente ou sévère ; indulgente, quand il s'agit de l'un des siens ; sévère, quand elle a lieu de redouter un adversaire. Là est le secret de sa conduite, là est l'explication de certains de ses actes (1).

Ainsi recrutée, la communauté se préoccupera plus de

(1) Requeste du Syndic du clergé de Nismes demandant à M. d'Aguesseau (26 octobre 1667) la cassation des lettres de maîtrise des sieurs Laugier, Bouletroy, Duperroy et Noguier, la condamnation de chacun des maîtres qui les ont signées à trois cents livres d'amende, le déchargement des nouveaux convertis du paiement des dettes de leur communauté, et enfin ordonner que le dit Valette sera admis et reçu en la maîtrise par d'autres chirurgiens que ceux de Nismes, en présence des médecins catholiques de la ville.

ses intérêts privés que de l'intérêt scientifique. Elle aura une foule de procès; mais elle tiendra en médiocre estime les progrès de l'art, et ne contribuera que d'une façon insignifiante à l'avancement de nos connaissances. Elle aura de nombreux membres ; mais, en réalité, elle ne comptera que peu d'hommes dans son sein. Pour tout dire en quelques mots, ce sera la disette au milieu de l'abondance.

La pénurie sera grande, mais elle ne sera pas complète. Le grand siècle n'est pas tout à fait frappé de stérilité, puisqu'il a à son actif un écrivain et cinq ou six chirurgiens. L'écrivain s'appelle Matthieu Quesnot et se présente à la postérité avec quatre ouvrages. Quant aux chirurgiens aptes à aborder les grandes opérations, ils sont, à raison de l'insuffisance de leur instruction, impropres à faire connaître les résultats de leur expérience. Après avoir rendu des services à la pauvre humanité, ils sont morts tout entiers.

Pour laisser moins incomplète cette esquisse de la chirurgie au XVIIme siècle, il convient de dire quelques mots des chirurgiens nomades, qui, de temps à autre, traversaient la cité et donnaient les secours de leur art à ceux qui les réclamaient. C'étaient des chirurgiens *opérateurs* qui, moins timorés et en général plus habiles que les maîtres en chirurgie, n'hésitaient pas à pratiquer les opérations majeures. Les uns venaient d'Avignon (1), les autres de Montpellier, enfin quelques-uns de plus loin encore. Ils se qualifiaient tantôt *opérateur du duc de Guise*, comme Matthieu Milony; tantôt *opérateur du*

(1) « Le 21 septembre 1629, a esté enterré Me Barry, opperateur d'Avignon ». « Le 23 novembre 1629, est morte, sur les quatre heures du matin, Anne Duchier, femme de Louis Dorlandie, oppérateur, et a esté ensevelie en l'église de Saint-Pierre ».

Roy, comme Antoine Lescot (1); enfin d'autres se disaient simplement *lithotomiste, herniste* et *oculiste*, comme Raoux. Je me borne à cette simple mention, car je n'ai aucun renseignement sur leurs talents chirurgicaux. C'est dans les mortuaires et les baptistaires de l'époque qu'a été relevé leur nom, et c'est là le seul indice que nous possédions de leur venue à Nimes (2).

Quant à la durée du séjour de ces opérateurs ambulants, elle était variable et subordonnée à une foule de circonstances. A en croire les mauvaises langues, ils s'éclipsaient au premier revers; mais, à s'en référer à certains documents, ils étaient moins prompts à fuir et luttaient avec opiniâtreté contre la mauvaise fortune. Quelques-uns même, séduits par la douceur du climat, l'accueil affable des habitants, se laissaient aller à planter leur tente et à faire dans notre cité élection de domicile.

Ces nouveaux venus étaient, au point de vue de leurs attributions, aussi bien partagés que les maîtres en chirurgie. Sans doute, de par les règlements régissant la matière, ils n'avaient pas le droit de lever boutique, de pendre bassins et enseigne, mais de par leurs privilèges spéciaux, ils étaient en mesure de pratiquer la plupart des opérations. En devenant sédentaires, ils ne perdaient aucun de leurs droits, mais ils s'en arrogeaient de nouveaux; aussi devenaient-ils des concurrents sérieux pour

(1) « Le 13 mars 1653, a esté enseveli un enfant du sieur Anthoyne Lescot, opérateur du Roy ». Ce chirurgien était, suivant toute vraisemblance, frère ou cousin soit de Gédéon Lescot, maître en chirurgie, soit de Simon Lescot, qui mourut à Paris le 7 septembre 1690.

(2) Outre ces chirurgiens, il existait encore des chirurgiens au service des grands personnages. Ainsi le Président de Rochemore avait, pour son usage particulier, un nommé Jacques Biouf, dont le père était marchand à la ville de Louppe, au pays de Chartres, en la Beauce. Il mourut le 26 décembre 1652, à l'âge de 35 ans.

les maîtres chirurgiens de la cité. La communauté les voyait d'assez mauvais œil et les circonvenait de diverses façons ; aussi, pour échapper à ces tracasseries et n'éprouver aucune entrave, Michel Dupont et Jacques Goutelle, qui avaient été reçus à Paris — ce dernier par le fameux Félix, chirurgien de Louis XIV — prirent le parti de se faire affilier. Ils eurent à acquitter de nouveaux droits de réception; mais, en retour, ils furent affranchis de la cotisation (trente-six livres) qu'ils auraient dû verser chaque année à la caisse de la communauté.

Ces réceptions, comme du reste celles qui eurent lieu dans l'intervalle (1661-1690), n'offrirent aucun incident particulier. Avec les années, l'apaisement s'est fait dans les esprits; les mœurs se sont policées et l'urbanité est devenue peu à peu à l'ordre du jour. Les inimitiés entre collègues peuvent exister au fond, mais du moins elles ne se produisent plus à la surface. Plus d'explosions violentes, plus d'éclat de colère, mais un calme serein et imperturbable.

Les séances deviennent de plus en plus rares et sont tout à fait décolorées. La nomination des syndics ne donne plus lieu aux brigues et aux compétitions passées. Les procès-verbaux se suivent et se ressemblent, et n'était l'un d'eux, qui renferme une note philanthropique (24 mai 1678), on n'aurait rien à leur emprunter (1).

C'est au milieu de ce calme inaccoutumé (2) et de cette profonde quiétude que la communauté des chirurgiens subit une modification capitale dans son organisation. Par l'édit du mois de février 1692, la lieutenance fut supprimée par tout le royaume et remplacée par des

(1) Une partie du produit des amendes est consacrée à assister les garçons chirurgiens qui se trouvaient dans le besoin.

(2) Voir, à l'Appendice, la note F.

chirurgiens jurés royaux, commis pour les rapports. Ces chirurgiens royaux, outre le droit exclusif qui leur était attribué par cet édit, de faire les rapports des noyés, des blessés, etc., etc., ordonnés par la justice, devaient jouir encore de tous les droits et privilèges dont les lieutenants du premier chirurgien étaient en possession, c'est-à-dire du droit de convoquer les assemblées pour les affaires courantes et pour la réception des aspirants, de présider les assemblées, d'y porter le premier la parole, d'y recueillir les voix, de prononcer les délibérations, de recevoir les serments, d'entendre et d'arrêter définitivement les comptes, d'y faire observer la discipline, le bon ordre, ainsi que les statuts et règlements.

Malgré tous ces avantages, auxquels il faut joindre l'hérédité des offices, aucun des chirurgiens alors exerçant n'éprouva le désir d'en accaparer les prérogatives. Ce n'est pas que ces charges ne fussent enviables à plus d'un titre; mais les droits relativement élevés dont elles étaient grevées refroidissaient le zèle des prétendants. Ce n'est pas non plus que l'ambition fît absolument défaut; mais les bourses étaient vides, tant à cette époque la misère générale était grande et profonde.

Devant l'unanimité des refus, il fut décidé que la communauté, c'est-à-dire les chirurgiens en corps, emprunteraient la somme nécessaire à l'acquisition de ces deux charges. Puisqu'il s'agissait d'une mesure à caractère essentiellement fiscal, il était indifférent que l'office fût possédé par le plus digne ou le plus ignorant; il suffisait que le montant en fût acquitté à M. Bertin, trésorier des revenus casuels. Chose singulière, cette manière de faire ne paraît pas avoir rencontré d'objections; du moins, dans les papiers du temps, on n'a rien trouvé qui autorise à le supposer. Par suite de cet arrangement, les offices de chirurgiens jurés royaux devinrent la propriété de tous. Chacun des maîtres en possédait une part, puisque chacun d'eux, d'après le rang de sa réception, fut appelé à en exercer les fonctions et prérogatives.

Cet état de choses avait des inconvénients majeurs ; aussi ne tarda-t-il pas à donner lieu à une foule de plaintes. Par suite de ces mutations annuelles, le titulaire avait sur ses collègues une autorité précaire, et était impuissant à faire respecter le bon ordre et la discipline ; en dépit de son bon vouloir, il était paralysé dans l'exercice de ses fonctions par la délégation passagère qu'il en avait, et, en vue de ses intérêts privés, il négligeait la visite des boutiques, et délaissait ou faisait d'une façon imparfaite la police d'un art aussi intéressant pour le public. A ces reproches généralement sentis venaient s'en joindre d'autres qui, quoique particuliers, n'en avaient pas moins de gravité. Nous avons signalé ailleurs les plaintes du médecin royal, nous n'y reviendrons pas ; nous nous bornerons à ajouter que les magistrats ne voyaient pas de bon œil cette situation. Quoique revêtues d'une forme plus discrète, leurs critiques n'en avaient pas moins de fondements. Ils se plaignaient que, par le fait de ces mutations, les chirurgiens royaux n'étaient pas toujours à la hauteur de leur mandat, et rédigeaient trop souvent des rapports tout à fait insuffisants.

En dépit de ces inconvénients trop avérés, cet état de la chirurgie dura trente ans (1). Il ne prit fin qu'avec l'édit de septembre 1723, lequel, « *désunissant* des offices de » chirurgiens jurés royaux tous les droits, fonctions, pré» rogatives et émoluments dont jouissoient précédem» ment les lieutenants du premier chirurgien, ordonne le » rétablissement de ces mêmes lieutenants, pour, par le » premier chirurgien, jouir et user du droit de les nom» mer et d'en commettre de nouveaux dans les différents » corps de chirurgie des provinces, comme par le passé ». A la suite de cet édit, qui ne laissait aux titulaires des

(1) Voir, à l'Appendice, la note G.

offices de chirurgiens royaux que la seule faculté de faire les rapports en justice, Aimé Mitier acheta la charge de lieutenant et jouit des droits qui y étaient afférents.

En substituant un chef réel à un chef de convention, ce retour vers le passé fut un bienfait ; mais en revanche, la période qui sépare les deux édits a été singulièrement stérile pour la chirurgie nimoise. Sous la direction passagère de ces deux chefs, qui se contrecarraient souvent, quand ils ne se disputaient pas, le niveau des connaissances, loin de s'élever, paraît avoir sensiblement décru. Les réunions, qui avaient lieu dans une des salles du couvent des RR. PP. Récollets, étaient plus tumultueuses que scientifiques, et la bienséance, comme la discipline, n'y manquait que trop souvent. La réception des aspirants était livrée à l'arbitraire le plus absolu, et était le plus habituellement une affaire de pure complaisance. Faute d'émulation, les fils succédaient aux pères, sans se mettre en souci de les faire oublier, et les apprentis devenaient maîtres, sans se préoccuper de mériter ce titre.

A cette époque, l'enseignement officiel n'existait nulle part, et les écoles absentes étaient suppléées par l'enseignement officieux. Or, cet enseignement, qui est la seule source à laquelle puiseront les maîtres chirurgiens nimois (1), était, de sa nature, extrêmement limité. Quelque bonne volonté que l'on accorde au maître, il pouvait tout au plus apprendre à son élève ce qu'il savait, et, partant, son enseignement n'allait guère au delà de la petite chirurgie. Les connaissances anatomiques étaient à l'unisson : elles se réduisaient à quelques notions élémentaires de splanchnologie, et quoique les autopsies

(1) J.-Baptiste Negret (registre de Saint-Castor, 11 mars 1709) et J. Pomarède avaient été chirurgiens-majors d'un régiment et constituent les seules exceptions que nous ayons à mentionner.

fussent, à l'Hôtel-Dieu, plus communes que de nos jours, bien peu, parmi les maîtres comme parmi les apprentis, s'occupaient d'en tirer honneur et profit. Il en était de même à l'égard des cas chirurgicaux, relativement variés, qui se présentaient dans cet établissement : ils passaient le plus souvent inaperçus, faute d'un interprète suffisamment éclairé et d'une instruction préparatoire plus complète.

Ce fond de connaissances, assurément des plus modestes, était rarement complété par la méditation des grands maîtres de l'art. Non-seulement les œuvres des Ambroise Paré, des Guillemeau, des Dalechamps, des Pigray, etc., se rencontraient exceptionnellement dans la boutique de ces praticiens ; mais encore ceux qui les possédaient, par achat ou héritage, n'avaient pas toujours cure d'y retremper leur savoir.

Par suite du malheur des temps, de la guerre des Camisards et de la guerre de succession, l'instruction littéraire était à l'avenant, pour ne pas dire plus incomplète encore. Cette génération, n'imitant que de loin sa devancière, avait trop vite désappris le chemin de l'école ; elle avait développé le corps au détriment de l'esprit, et laissé les belles-lettres dans l'abandon le plus complet. Au lieu de cette écriture soignée et de cette orthographe irréprochable, dont j'ai relevé de nombreux spécimens (1), on trouve des signatures tracées d'une main mal assurée, et des notes écrites d'une manière fantaisiste. Pour en citer un exemple significatif, le mot si simple d'*aspirant*, que chaque candidat inscrivait au-dessous de sa signature, fournit matière à des variantes si nombreuses, que l'on croirait à une véritable gageure.

Avec une instruction aussi imparfaite à tous les points

(1) On en trouve, entre autres, quelques exemples dans les registres de l'état civil de 1669 à 1685.

de vue, les chirurgiens avaient de nombreuses misères à soulager, et, par malheur, ils n'avaient à leur service qu'une présomptueuse ignorance. Routiniers dans leur pratique, entêtés dans leurs errements, ils s'agitaient beaucoup et ne faisaient rien qui vaille. Dépourvus de bons principes, ils allaient à l'aventure, tirant à droite, quand il fallait tirer à gauche, et *vice versâ*, s'attribuant le succès, quand la bonne nature avait été l'agent, et mettant au compte de la maladie le dénouement fatal qui résultait trop souvent de leur malencontreuse intervention.

Les plus habiles du temps n'évitaient pas toujours les fautes les plus grossières, témoin le fait suivant, consigné dans un manuscrit de cette époque (1). « Un habile » chirurgien, qui a fait plusieurs opérations délicates où il » a bien réussi, mais qui n'a pas sur les hernies de » grandes connoissances, fut appelé pour soulager une » femme attaquée d'un bubonocèle. Il travailla long- » tems pour remettre le boyau et n'y réussit pas. Il eut » pourtant l'imprudence d'appliquer un bandage forte- » ment serré, qui, comprimant le boyau, y attira l'in- » flammation, qui fut bientôt suivie de la gangrène » et de la mort de la malade ». Dans le même manuscrit, et sous le nº 148, je trouve le fait suivant, qui n'est pas moins significatif. Comme il concerne la femme de l'avocat du Roy, il y a lieu de supposer que le chirurgien coupable de ce méfait n'était pas le premier venu. « Ma- » dame de Valette, ayant une glande scrophuleuse sur » une jugulaire, son chirurgien, imprudemment ou par » ignorance, voulut la consumer avec un corrosif ; il y » en mit, et procura une escarre considérable. La chute » de cette escarre laissa une ouverture à la jugulaire » qui donna du sang en si grande quantité, qu'il fut

(1) Manuscrit du docteur Pierre Baux, de Nimes.

» impossible de l'arrêter, et cette dame mourut dans » quelques heures ».

Ce ne sont pas les seules erreurs de traitement qui aient été relevées dans ce manuscrit ; mais ce sont les seules que nous relaterons. A quoi bon signaler de nouveaux exemples ? Ceux-là suffisent amplement à ma démonstration, et établissent que le portrait qui vient d'être tracé des chirurgiens de cette époque n'est point une charge ni une fantaisie de l'imagination (1). Quant à l'objection tirée de la qualité de l'auteur qui nous a transmis ces renseignements, elle ne paraît pas de nature à diminuer leur incontestable véracité. Sans doute, P. Baux prendra une part active à la lutte des médecins contre les chirurgiens ; mais ce n'est pas une raison pour tenir en suspicion des notes intimes prises au jour le jour. Au contraire, la simplicité du récit, l'absence d'indignation, nous portent à croire qu'en ce temps, les bévues de ce genre étaient loin d'être excessivement rares (2).

Loin de travailler à acquérir ce qui leur manquait, les chirurgiens ne se bornaient pas à l'exercice de leur art, et, empiétant sur les privilèges d'autrui, étendaient leurs prétentions jusque sur le champ de la médecine. Inconscients de leur ignorance et grisés par leurs propres paroles, ils soutenaient avec chaleur et conviction que le corps humain n'avait pas pour eux de mystères ; qu'ils en avaient palpé les nombreux ressorts, et que, mieux que personne, ils étaient en mesure de remédier à leurs dérangements. Les médecins étaient assurément des gens savants qui connaissaient la théorie ; quant à eux,

(1) Les campagnes étaient encore moins bien pourvues. Sans l'opposition d'un médecin, un chirurgien de Calvisson (1720) eût ouvert un anévrisme de l'artère sous-clavière. Quoi que l'on pût lui dire, il recourut à des cataplasmes maturatifs, lorsque, dans un éclat de rire violent, la tumeur se rompit et le malade mourut.

(2) Voir, à l'Appendice, la note H.

ils s'en tenaient à la pratique, et à l'expérience, qui fait des merveilles. Ils n'avaient souci de faire des raisonnements à perte de vue sur les malades ; ils se contentaient, avant tout, de les guérir vite et bien.

Pendant plusieurs années, les médecins (1) supportèrent avec longanimité et résignation les épigrammes malsonnantes dont ils étaient l'objet ; mais à la longue, aigris par la persistance de ces attaques, ils se décidèrent à changer de conduite. Si leur réponse fut calme, ainsi que cela convenait à des personnes de leur profession, elle n'en présenta pas moins les caractères d'une véritable malice. Mettant à profit la présence de Dubois, *opérateur privilégié*, que ses succès dans la pratique de la taille et le traitement des hernies avaient fixé dans notre ville, ils le choisirent pour leur collaborateur ; ils lui confièrent la pratique des saignées, et lui adressèrent les blessés de toutes sortes qui, après avoir langui entre les mains des chirurgiens, n'avaient pas trouvé la guérison dont on les avait flattés.

Il n'en fallait pas tant pour exciter la colère des chirurgiens. C'était là, disaient-ils, un acte attentatoire à leurs privilèges ; aussi, dans leur ressentiment, ils en appelèrent à la cour du sénéchal. Comme j'ai relaté ailleurs (2) ce procès avec quelques détails, je m'abstiendrai d'y revenir. Il me suffira de dire que, commencé le 23 septembre 1726, il se termina le 1er avril 1729, à la confusion des chirurgiens.

Les chirurgiens courbèrent la tête, mais ils ne tardè-

(1) Dans sa séance du 7 décembre 1716, le Collège de médecine reproche aux maîtres en chirurgie de recevoir à la maîtrise sans l'assistance du *médecin royal*, de donner des privilèges et permissions de travailler à des personnes souvent incapables ; mais, après ces doléances platoniques, il attend dix ans avant de revendiquer l'exercice des droits que confère au médecin royal l'édit de 1692.

(2) Voir notre travail sur *les Médecins d'autrefois*, p. 143.

rent pas à la relever, avec un nouveau sentiment d'orgueil.

Ce changement dans leur attitude ne tenait pas à l'accroissement de leur savoir, mais s'expliquait par les faveurs dont les comblait le pouvoir royal. A quelque point de vue qu'on les envisage, les *Statuts et Règlements généraux* pour les maîtres en chirurgie des provinces, donnés à Marly, le 24 février 1730, leur concédaient, avec de nouveaux privilèges, de nouvelles distinctions. La chirurgie, jusqu'alors livrée à elle-même, et régie par une foule de coutumes locales, se voyait, il est vrai, imposer un code général; mais, en revanche, elle était gratifiée des lois les plus propres à accroître la considération de ceux qui l'exerçaient.

Ces règlements, dont on ne saurait trop louer l'esprit, sont trop connus pour être analysés; mais en signalant les modifications qu'ils apportèrent à la constitution de la communauté nimoise, à l'examen de réception des candidats, on en mettra sous les yeux les principales dispositions.

Les offices de la communauté étaient de deux ordres: les uns s'acquéraient à prix d'argent, les autres étaient conférés par l'élection.

Le lieutenant du premier chirurgien du roi était choisi par le premier chirurgien, sur trois maîtres présentés par les maire et consuls de Nimes. Délégué immédiat de ce dignitaire, il devenait le président et le chef de la communauté; il provoquait les réunions et en dirigeait les délibérations. Non-seulement il présidait aux réceptions, mais encore il recevait le serment des maîtres de la ville et des campagnes. Porte-voix de la communauté, il la représentait dans toutes les circonstances, et notamment dans les procès, si nombreux à cette époque.

Cette charge était possédée depuis 1723 par Aimé Mitier; mais, le 11 octobre 1729, à la suite d'arrangements particuliers, elle fut cédée à la Compagnie, pour la finance de 400 livres. Mitier garda le titre et les honneurs; mais, en retour, il versa à la caisse commune les émoluments qui s'y trouvaient afférents. Devenu prête-nom de la communauté, il n'eut plus qu'une autorité illusoire et ne remplit qu'imparfaitement ses devoirs. Ainsi, d'après les statuts de 1730, le lieutenant, entre autres obligations, avait celle de visiter annuellement les boutiques de ses collègues et celles des chirurgiens de la campagne compris dans sa juridiction; il devait s'assurer *de visu* si elles étaient munies des instruments nécessaires à l'exercice de la profession, et pourvues des médicaments simples ou composés exigés par les statuts.

Ces dispositions, quoique éminemment sages, restaient en pratique à l'état de lettre morte. Le lieutenant, assisté du greffier, consentait bien à faire l'inspection des boutiques de la ville et à percevoir le droit de visite, qui était de trois livres; mais, alléguant son grand âge, ses infirmités, son service à l'Hôtel-Dieu, il déclinait l'inspection des chirurgiens de la campagne. A raison du droit de visite, qui était fixé à deux livres, c'eût été là une perte sèche pour la communauté, si, pour parer à la difficulté, elle n'avait confié cette mission à un de ses membres. Ce délégué du lieutenant, nommé pour quatre ans, percevait tous les droits, et payait en retour une redevance amiablement consentie. Monté sur un cheval de louage, il allait de village en village, visitant les boutiques et prenant note des plaintes qui étaient faites contre les contrevenants. Malgré son extrême bienveillance et l'exiguïté des droits de visite, il ne rencontrait pas toujours bon accueil chez les chirurgiens. Les uns, se retranchant sur le texte des statuts, lui contestaient son autorité; les autres, faisant la sourde oreille, se rejetaient sur la misère des temps pour lui refuser sa modeste rétribution. Deux ou trois, récalcitrants obstinés, engagèrent à cette fin un long procès; et un chirurgien de Calvisson, condamné par le sénéchal, n'hésita pas à porter l'affaire devant le Parlement de Toulouse. La communauté finit par obtenir gain de cause ; mais les frais déboursés en firent une victoire à la Pyrrhus (1).

Au-dessous du lieutenant se plaçait son *alter ego*, le greffier. Comme le lieutenant, il était nommé à vie par le premier chirurgien, dont il recevait ses pouvoirs ; mais il était nommé sans liste de présentation, et prêtait serment entre les mains du lieutenant. Il rédigeait les délibérations, dressait les lettres de maîtrise de chirurgien et les lettres de sage-femme, et devait envoyer, tous les ans, la liste exacte des chirurgiens de la juridiction. Cet office, de création ancienne, avait été supprimé en 1692; mais il fut rétabli en 1723. Jean Valette fut le premier maître chirurgien qui le remplit; mais il ne tarda pas à s'en dégoûter, et vendit sa charge, en 1728, à Antoine Nicolas, alors garçon chirurgien. De là, grand émoi dans la communauté, et, enfin, cession de la charge à celle-ci. Nicolas fut remboursé; il garda le titre et les honneurs, mais, en retour, il versa à la caisse commune les émoluments afférents à cet office. Il démissionna seulement en 1777, et eut pour successeur son fils, qui fut le dernier greffier de la communauté.

Les officiers électifs étaient l'exacteur ou receveur, les syndics ou prévôts, et enfin les commis aux rapports.

Le *receveur* avait pouvoir de retirer les revenus, de payer les charges, de consentir et retirer toute quittance nécessaire pour libérer valablement les redevables et la Compagnie; il tenait état du tout dans un registre *ad hoc*, et le soumettait chaque année à la vérification de ses

(1) Par un arrêt du Parlement de Paris, rendu en août 1766, la communauté fut autorisée à nommer tel maître qu'elle voudra pour faire la visite à la campagne ; mais, nonobstant, elle avait affaire à de si mauvais payeurs qu'il y avait, chaque année, une quarantaine de livres en souffrance.

collègues. Cette mission, toute de confiance, et pour laquelle il fournissait caution, entraînait à sa suite des embarras de toute sorte ; aussi accordait-on des avantages particuliers aux enfants de celui qui avait cette charge. Pour en citer un exemple à l'appui, la fille d'un des derniers receveurs, Foby, obtint, à la mort de son père, une pension annuelle de cinquante livres.

Les *syndics* ou *prévôts* étaient les suppléants locaux du lieutenant. Ils *régissaient* les affaires intérieures de la communauté, faisaient observer les statuts, et s'occupaient principalement de relever les cas d'exercice illégal de la chirurgie, encore plus fréquents à cette époque que de nos jours. De concert avec le lieutenant, ils avaient le droit de convocation ; mais ils ne pouvaient faire, sans y être expressément autorisés, aucun emprunt au nom du corps ni entreprendre aucune poursuite judiciaire. Nommés chaque année au scrutin, le jour des SS. Cosme et Damien, ils restaient deux ans en charge ; mais ils n'étaient jamais les mêmes pendant la durée de cet exercice, car le premier prévôt était, l'année suivante, remplacé par le second prévôt.

Primitivement, les *commis aux rapports* étaient désignés à tour de rôle et par rang d'inscription ; mais comme quelques-uns, voyant dans cette tâche une corvée, apportaient à la remplir une négligence regrettable, ils furent, vers la seconde moitié du siècle, élus au scrutin. A l'expiration de leur exercice, ils étaient généralement appelés aux fonctions plus élevées de prévôts. D'après leur mandat, ils devaient se tenir jour et nuit à la disposition du magistrat instructeur, reproduire leurs rapports dans un registre spécial (1), et surtout rendre

(1) A raison de son caractère intime, ce registre n'a pas été déposé aux archives départementales. J'ai de nombreux motifs de regretter son absence ; néanmoins, pour donner une idée de la façon dont étaient rédigés les rapports, j'en ai reproduit un spécimen à l'Appendice, note I.

compte du produit qui était versé à la caisse de la communauté.

Enfin, à côté de ces fonctions électives, l'amour des titres et de la gloriole avait amené la création du *doyen* et du *sous-doyen*. Le doyen était, non le plus âgé de la Compagnie, mais le plus ancien, d'après la date de réception, et le *sous-doyen* était celui qui venait immédiatement après. Dans les délibérations, ils opinaient après les officiers, et signaient le procès-verbal avant les autres maîtres. Quant aux autres maîtres, ils ne pouvaient parler et signer que suivant leur rang d'inscription. Toute infraction était punie de *cinq livres* d'amende pour la première fois, et de *vingt livres* pour la seconde.

En même temps, la réception des aspirants avait été profondément modifiée, et, afin d'accroître les garanties de savoir, les épreuves avaient été, avec juste raison, multipliées. Au lieu des quatre examens dont on se contentait auparavant, il y en avait neuf, et c'est à la suite du dernier examen, si l'aspirant avait été jugé capable à la pluralité des voix de l'assemblée, qu'il était reçu maître. Il prêtait serment entre les mains du lieutenant, et recevait une expédition en forme de sa réception, pour lui servir de lettres de maîtrise (1).

On le voit, les réformes apportées par les statuts de 1730 étaient considérables; mais, en définitive, médiocres en furent les résultats, soit immédiats, soit éloignés. Deux causes vinrent paralyser les sages intentions du législateur : la faiblesse des chefs et la provenance

(1) Voici quel était le mode de procéder. Après une visite faite par l'aspirant, accompagné du *maître introducteur*, au lieutenant, l'assemblée était convoquée par mandement de celui-ci. Dans cette première séance, le greffier lisait : 1° le baptistaire, 2° l'enquête de vie et mœurs ; 3° les certificats d'apprentissage ou de service dans les hôpitaux ; et, lorsque les pièces étaient jugées suffisantes, on introduisait l'aspirant et procédait à un examen sommaire. C'était là encore ce que l'on appelait la *ten-*

des maîtres. La faiblesse des chefs tenait à leur situation : prête-noms de la communauté, qui, dans un but intéressé, avait acquis de ses deniers la licutenance et le greffe, ces officiers avaient une autorité illusoire. Ne pouvant sévir avec énergie sur leurs pairs, ils étaient souvent obligés de fermer les yeux sur des faits regrettables, et de subir ce qu'ils ne pouvaient empêcher. En un mot, s'ils avaient le titre, ils n'avaient guère que l'apparence du pouvoir. En d'autres termes, par suite de cette situation anormale au suprême degré, la communauté nimoise était une sorte de république où tout se décidait par le suffrage universel.

Ce n'eût été que demi-mal, si chacun des membres appelés à se prononcer eût été également éclairé ; mais, malheureusement, il n'y avait d'égalité qu'au point

tative. Mais, pour donner plus d'intérêt à cette note, on me permettra de prendre un exemple.

J.-A. Montagnon subit sa *tentative* le 25 juin 1773.

Le 1er juillet, en présence de Jean Granier, médecin royal, il est interrogé sur les principes de la chirurgie, sur le général des tumeurs et des plaies des viscères.

Le 6 juillet, sur l'ostéologie en général et en particulier.

Le 9 juillet, sur les maladies des os et sur les bandages.

Le 13 juillet, sur la névrologie du bras et sur la distribution de la veine-porte ventrale.

Le 16 juillet, sur les opérations, la cure des tumeurs, des plaies, et généralement sur toutes les opérations chirurgicales.

Le 20 juillet, sur la saignée et les accidents qui peuvent survenir.

Le 23 juillet, sur les médicaments chirurgicaux, tant simples que composés.

Le 27 juillet, sur l'amputation du cancer à la mamelle.

Après la réception, les maîtres, en robe, accompagnaient le récipiendaire à son domicile ; mais cet usage, qui entraînait de grandes dépenses, fut, sur la proposition de Jean Vallette, doyen, interdit, à partir du 14 octobre 1756. A cette date, il y a une délibération très-longue et très-détaillée concernant les droits de réception, qui s'élevaient à six cents livres. Je me borne à y renvoyer, ne pouvant donner tous les détails qu'elle contient. Voir, à l'Appendice, la note J.

de vue du titre. A Nimes comme ailleurs, le talent existait à l'état d'infime minorité, et se trouvait trop souvent, pour ne pas dire toujours, écrasé par le nombre. Par exemple, un aspirant faisait-il des réponses insuffisantes, se montrait-il au-dessous des exigences réglementaires, il n'en devenait pas moins maître, tant, parmi ses juges légaux, il y en avait peu qui fussent dignes de l'être. L'excessive bienveillance de la majorité, pour ne pas employer un terme plus sévère, lui venait en aide et mettait obstacle au relèvement de la chirurgie. La minorité avait beau protester, elle perdait ses peines et n'était nullement écoutée. En veut-on une preuve décisive ? De 1730 à 1783, date de la dernière réception, il n'y a pas eu un seul aspirant refusé, et pourtant il en est qui, d'après le simple examen de leurs dossiers, eussent mérité d'être renvoyés à l'école (1).

Autant le recrutement de la minorité était malaisé, autant celui de la majorité se faisait naturellement. Un père peu fortuné, qui destinait son fils à la chirurgie, le mettait, vers l'âge de seize à dix-huit ans, en apprentissage chez un maître chirurgien. Pendant deux ans, l'apprenti payait une modique pension ; puis, au bout de ce temps, il était rémunéré, gagnait sa nourriture, et, sur ses petits bénéfices, épargnait de quoi s'entretenir. Pendant cette période, il faisait ses cours théoriques, suivait les pansements à l'Hôtel-Dieu, se formait la main à la pratique, et, arrivé à l'âge de vingt-cinq ans, était en mesure de se faire recevoir maître. Grâce à cette éducation, il pouvait être tout au plus l'égal de son maître ; mais il devenait rarement son supérieur. Pour le dépasser en connaissances théoriques et pratiques, il fallait

(1) Cette sévérité eût été d'autant plus naturelle qu'un arrêt de la Cour des Grands-Jours, rendu en 1667, avait réprimandé le lieutenant de Beaucaire, pour avoir expédié des lettres de maîtrise à un chirurgien illettré.

aller, à Montpellier, suivre les cours de l'Ecole de chirurgie et fréquenter assidûment les salles de l'Hôtel-Dieu Saint-Eloi. C'était là, à tous les points de vue, le meilleur mode d'instruction ; mais c'était en même temps celui qui formait le moins de chirurgiens.

Par suite du mode d'instruction en vigueur, la prépondérance était acquise, dans les délibérations, à la partie la moins éclairée de la communauté; mais, en revanche, les faveurs du public se partageaient entre les cinq ou six membres constituant la minorité. Ces derniers se vouaient tout entiers à la chirurgie : appelés par la bourgeoisie, ils recevaient des honoraires suffisants pour leur vie modeste et tranquille, et puisaient dans l'accomplissement de leurs devoirs la plus douce et la plus pure des jouissances.

Un peu jalousés par leurs confrères, à raison de la supériorité qu'ils étaient forcés de leur reconnaître, ces chirurgiens, vraiment dignes de ce nom, prenaient une part médiocre à la direction et à l'administration des affaires. Systématiquement mis à l'écart, ils n'obtenaient que rarement le crédit qu'ils eussent mérité d'avoir. Leurs idées larges et généreuses ne rencontraient pas de succès et n'avaient qu'exceptionnellement les honneurs du triomphe.

Soumise à l'action de ces deux courants, l'un faible mais progressif, l'autre puissant mais rétrograde, la communauté nimoise flottait à l'aventure, changeant de système du jour au lendemain suivant les circonstances. En aucune matière, elle n'aura ni principes arrêtés ni décisions immuables, car elle n'aura pas toujours le même moteur. C'est là la véritable cause de ses variations, et l'explication réelle de ses délibérations contradictoires; c'est là l'origine secrète de sa mobilité et de sa versatilité.

Dirigée le plus souvent par une majorité ignorante, et par cela même très-entichée de ses privilèges, la communauté nimoise imite les autres corporations ; elle cède au travers du siècle et engage de nombreux procès. Elle gagne souvent et perd quelquefois ; mais, quel que soit le résultat, elle ne se montre pas toujours bien inspirée dans ses revendications. Si elle doit être louée d'avoir soustrait ses membres à la taxe ignominieuse de l'industrie (1), d'avoir combattu avec énergie l'hydre sans cesse renaissant du charlatanisme (2) etc., etc., il est une foule d'autres cas dans lesquels elle a de moindres droits à nos éloges.

Je m'abstiendrai de faire la trop longue et fastidieuse énumération des procès qu'elle a soutenus, je me borne à un exemple qui peint sa petitesse et son entêtement : je veux parler du procès qu'elle eut avec les maîtres perruquiers de notre ville. J'en donne une analyse succincte ; le procès, plus long que la guerre de Troie, fut terminé seulement au bout de trente-sept ans — mais je regrette d'être obligé de prendre ce parti, car le dossier fourmille de détails curieux et vraiment comiques.

Ce sont les maîtres perruquiers qui ouvrent le feu. Accompagnés d'un huissier et de certains recors, ils font des visites, en 1740, les dimanches et fêtes, et dressent des procès-verbaux contre les chirurgiens qui font

(1) Les consuls imposaient tous les ans aux habitants une taxe dite de l'industrie. S'appuyant sur les statuts de 1730, les chirurgiens réclament décharge et obtiennent gain de cause (Arrêt de la Cour des Comptes et Aydes de Montpellier, en date du 9 septembre 1740).

(2) « Hommes et femmes de cette ville s'ingèrent de panser des tumeurs, ulcères, plaies et même maladies veneriennes sous le spécieux prétexte qu'ils possèdent des spécifiques. Pourvu qu'on leur baille quelque argent pour acheter des drogues, ils promettent la guérison de maladies incurables. Il y a encore les charlatans qui vendent des baumes, emplâtres, onguents, poudres et autres ». (Séance du 21 mai 1760). A la même époque, on poursuit Andréa Contini, dentiste, lui défendant de faire aucune opération de chirurgie et de distribuer aucun remède.

les cheveux (1) et leur donnent un certain arrangement. Les chirurgiens résistent énergiquement. C'est là, disent-ils, un de leurs privilèges ; ils ne veulent pas qu'on y touche et s'obstinent à en demander le maintien.

Naturellement, pendant ce long intervalle, les parties ne restèrent pas oisives et remuèrent ciel et terre pour obtenir une solution favorable à leur désirs. Huissiers, procureurs, avocats, se succédèrent dans cette longue et pénible campagne, et donnèrent à cette cause, si futile en réalité, une importance démesurée. Le parlement de Toulouse, par deux arrêts, le premier en date du 19 avril 1755, le second en date du 16 juillet 1770, conserva aux chirurgiens *l'art de peigner, friser, poudrer, pommader et accommoder les cheveux et perruques* des personnes qui iraient se faire raser dans leurs boutiques.

Enhardis par ce double succès, les chirurgiens crurent le moment venu d'augmenter le taux de leurs prétentions. Considérant que le prix des fournitures et des choses indispensables à l'entretien d'une maison a doublé de valeur ; que leur intervention chirurgicale est le plus souvent gratuite ou laissée à la générosité du client, ils adoptent le tarif minimum suivant :

1° Tous ceux qui viennent se faire accommoder les dimanches et fêtes, qu'ils se fassent raser ou non, payeront *huit livres* par an ; ceux à qui il faut le même service, qui voudront faire au mois, payeront *quinze sols ;*

2° Ceux qui portent perruque, qu'il faut accommoder le dimanche et raser deux fois par semaine, payeront *sept livres ;*

3° Ceux qu'on ne rasera qu'une fois par semaine, à qui il faut peigner une perruque le dimanche, payeront *six livres ;*

(1) « Il est nécessaire, écrit le greffier, d'expliquer ce qu'on entend par *faire les cheveux* (les chirurgiens ne pouvant pas les faire, puisque c'est la nature qui les fait) ». *Ab uno disce omnes.*

4° Ceux qui se font raser deux fois la semaine, qui n'ont point de perruque à accommoder, payeront *six livres;*

5° Ceux qui ne se font raser chez eux qu'une fois par semaine payeront *cinq livres;*

6° Ceux qui viennent dans nos boutiques se faire raser une fois par semaine payeront *quatre livres;*

7° Ceux qui sont dans l'usage de payer barbe, qu'ils soient de la ville ou étrangers, payeront au moins *un sol six deniers.*

Cette délibération, qui règle soigneusement les moindres détails, reçoit une addition moins d'un an après (21 avril 1772). La livre de poudre d'amidon ayant été frappée de deux sols d'impôt, avec défense d'employer toute autre farine sous peine d'une forte amende, *ceux qui se font accommoder et poudrer les dimanches payeront neuf livres par an, sauf à eux (si mieux aiment) de fournir leur poudre, auquel cas ils payeront comme ci-dessus.*

Le client supporta sans trop crier ces diverses surélévations, ou du moins, s'il se plaignit, il resta fidèle à ses habitudes. En effet, d'après un état ultérieur, les chirurgiens, au nombre de vingt-quatre, employaient *cinquante-trois garçons,* tandis que les perruquiers, au nombre de vingt-deux, avaient en tout *vingt-huit garçons.*

Cette prospérité, plus éclatante que flatteuse, eut une courte durée.

Repoussés par deux fois, les perruquiers ne s'avouaient pas vaincus. Le succès obtenu par leurs confrères de Beaucaire, l'obtention de nouvelles lettres patentes (12 décembre 1772), en ravivant leurs espérances, leur fournirent l'occasion de renouveler la lutte. Une dernière fois, ils demandèrent que les chirurgiens fussent dépouillés des fonctions dépendant de la profession de perruquier; qu'ils n'eussent d'autres fonctions que celle de faire la barbe, menaçant de faire saisir les ustensiles employés à tout autre usage. Cette prétention exorbitante révolta la communauté des chirurgiens. Dans son assemblée du 28 mai

1773, elle prit fait et cause pour chacun des siens, et s'engagea corps et bien pour soutenir ses privilèges ; mais, d'une part, s'étant adressée au chancelier, et voyant que ce ministre la renvoyait à qui de droit, de l'autre que les perruquiers multipliaient actes sur actes, sommations sur sommations, elle cassa la délibération précédente; et, dans sa séance du 23 août, contracta un emprunt pour les frais de ce nouveau procès.

Dans leur requête au roi, les chirurgiens se montrent humbles et modestes. Reconnaissant que la petite ou grande chirurgie doit être leur travail ordinaire, leur occupation exclusive, ils réclament les fonctions de perruquier à titre de gagne-pain. Ils avouent que six maîtres seulement « gagnent de quoi vivre par la chirurgie, et que les dix-huit autres ne subsistent que par la réunion de la barberie à la chirurgie, et que cette occupation utile est entrée pour beaucoup dans leur spéculation, lorsqu'ils se sont destinés à la chirurgie ».

« Cette vérité, qu'il y a à peine cinq ou six maîtres » pour lesquels leur état soit lucratif au point de » se passer de la barberie, se réalise quand on examine » les habitants de cette ville, composée, pour la plupart, » d'artisans et d'ouvriers. Ces hommes, dont le travail » manuel est l'unique ressource, dont le gain de chaque » jour constitue la subsistance, se persuadent, par le zèle » avec lequel on vole à leur secours, que le devoir du » chirurgien est de secourir gratuitement l'humanité. » Mais il n'en est pas de même de la barbe, et comme un » homme peut exister sans être rasé, il faut payer ce » secours. On indemnise de cette façon les chirurgiens » des soins que, par humanité, ils se trouvent forcés de » donner gratuitement aux pauvres malades (1) ».

(1) J'ai cité ce passage, non pour le style, qui est pitoyable, mais pour les aveux qu'il renferme.

Le conseil d'Etat du roi fut-il impressionné favorablement par l'humilité de cette requête? On ne saurait le dire. Toujours est-il que, par arrêt du 16 juillet 1776, il débouta les perruquiers de leur demande. Mais peu après, cédant à de hautes influences, parmi lesquelles il faut signaler celle du premier chirurgien, il rendit un nouvel arrêt (19 septembre 1777), par lequel il était fait défense « tant aux maîtres en chirurgie de la ville de Nimes » qu'à leurs élèves et à tous autres qui ne sont point » membres de la communauté des perruquiers, de s'en- » tremettre en aucune manière dans l'exercice de la » profession de perruquier, et notamment dans l'accom- » modage et frisure des cheveux naturels et artificiels » des hommes et des femmes, sous peine contre les con- » trevenants de mille livres d'amende, dont la moitié » acquise à l'Hôtel-Dieu de cette ville, et l'autre moitié » à la communauté des perruquiers ». Par suite, les chirurgiens n'avaient de commun avec ceux-ci que la barberie, et, au point de vue de leur dignité, c'était encore trop leur laisser (1).

Cet arrêt, qui clot, d'une façon définitive et irrévocable, une période humiliante pour la chirurgie nimoise, n'entraîna pas à sa suite les divers résultats qui étaient visés par ses instigateurs occultes. S'il eut pour effet de détruire une habitude immémoriale, d'enlever à des chirurgiens, indignes de ce nom, un revenu assuré, mais honteux pour l'honneur de la profession, de chasser de leur boutique les trop nombreux garçons qui l'occupaient; il n'eut pas pour conséquence d'exciter l'émulation des

(1) Les chirurgiens furent, dans cette circonstance, desservis par leur chef et protecteur naturel, M. de la Martinière. Cet homme distingué, qui avait à cœur le relèvement de la chirurgie, mit à profit cette occasion pour faire enlever à la Compagnie nimoise un privilège qu'elle avait trop longtemps possédé.

maîtres, de les vouer tout entiers à l'exercice de leur art, et de réveiller en eux les germes d'une noble et fructueuse rivalité. Au lieu d'étendre par l'étude le cercle de leurs connaissances, au lieu de se créer, par le travail, de nouveaux titres à la confiance du public, ces chirurgiens exploiteront la crédulité humaine, et trouveront, dans la pratique illégale de la médecine, un dédommagement à la diminution de leurs privilèges.

La communauté ressentit d'autant plus vivement la perte de ce procès si longtemps indécis, qu'elle n'avait aucune compensation à espérer. Durant longues années, elle avait dépensé sans compter ; mais quand, après la défaite, elle s'occupa de mettre de l'ordre dans ses affaires, elle fut sérieusement effrayée. Son passif était considérable ; car, si les charges s'étaient accrues d'année en année, les recettes n'avaient pas proportionnellement augmenté.

Les dettes de la communauté avaient des provenances variées : les unes étaient fiscales, comme celle imposée par la création des offices d'inspecteur et de contrôleur ; les autres avaient été volontaires, comme l'achat répété de la lieutenance et du greffe, et les frais exposés dans les diverses instances qu'elle avait tour à tour engagées. Elle avait sans doute gagné de nombreux procès ; mais ceux qu'elle avait perdus, les honoraires des avocats et des procureurs, lui avaient constitué un passif de dix mille livres environ. A l'exemple de l'Etat, elle avait ouvert le grand livre de la dette, et, à son imitation, elle avait oublié de le fermer. Imprévoyante à l'excès, comme toutes les compagnies de ce genre, elle avait vécu au jour le jour, remettant au lendemain les affaires sérieuses. Elle avait longtemps persévéré dans cette voie. Bref, d'emprunt en emprunt, ses charges s'étaient accrues, et il lui fallait, tous les ans, débourser plus de huit cents livres d'intérêt.

Les recettes n'avaient pas suivi les dépenses dans leur

mouvement ascensionnel. La communauté n'avait d'autre revenu fixe que la somme de soixante et une livres, résultant des offices d'inspecteur et de contrôleur. La réception des maîtres de la ville et de la campagne, l'honoraire des rapports de justice, les droits de visite chez les maîtres de la juridiction étaient, il est vrai, l'occasion de nombreuses recettes; mais c'étaient là, par leur nature, des revenus incertains et casuels. L'honoraire des rapports était sans doute exactement payé, mais il était minime (trois livres) ; celui des droits de visite n'était pas plus élevé ; mais il nécessitait des dépenses et ne rentrait qu'imparfaitement, vu le nombre toujours croissant des récalcitrants; enfin, les droits de réception, quoique le chiffre en eût été triplé, rendaient moins que par le passé, vu la désertion des aspirants. Non-seulement le démembrement de la sénéchaussée de Nimes, par la création de celle d'Annonay et de Villeneuve-de-Berg, avait diminué le nombre des récipiendaires, mais encore les progrès de l'instruction publique, l'amoindrissement des privilèges, avaient écarté bon nombre d'individus de la profession de chirurgien (1).

Pour parer au déficit des recettes, la communauté impose à chacun de ses membres une cotisation annuelle de douze livres (31 janvier 1785), qui est portée, l'année suivante, à vingt-quatre livres ; mais, malgré cette mesure, elle arrive à grand peine à payer les intérêts de sa dette. Au milieu des préoccupations causées par sa pénurie, elle éprouve des défections, et se voit obligée de recourir aux tribunaux pour obtenir de trois de ses membres leur modeste cotisation.

(1) Les fils se montraient moins désireux, comme au XVIIe siècle, de suivre cette profession, et, de leur côté, les pères marquaient pour elle une passion moins vive ; aussi, quand ils pouvaient donner à leurs rejetons une instruction convenable, ils s'empressaient d'en faire, soit des médecins, soit des avocats. Dans la note K, je donne quelques faits à l'appui de cette assertion.

Avec l'année 1789, la politique fait apparition.

Le 10 mars, les maîtres chirurgiens sont convoqués extraordinairement dans la chambre de juridiction — c'était toujours une des salles du couvent des RR. PP. Récollets — et, vu l'importance de la réunion, aucun d'eux ne manque à cet appel. Il s'agit de nommer des députés à l'assemblée du Tiers-Etat. A l'unanimité des suffrages, J. Nicolas et J.-A. Montagnon sont désignés pour représenter les chirurgiens, à l'assemblée qui doit être tenue à l'Hôtel-de-Ville, et là, « concourir avec les autres » membres de ladite assemblée à la rédaction du cahier » des doléances, plaintes et remontrances, et, après la » rédaction dudit cahier, concourir pareillement à l'élec- » tion des députés qui seront chargés de porter ledit ca- » hier à l'Assemblée, qui sera tenue le 16 de ce mois, » donner auxdits députés tous pouvoirs généraux et suf- » fisants, proposer, remontrer, aviser et consentir tout » ce qui peut concerner le besoin de l'Etat, l'établisse- » ment d'un ordre fixe et durable dans toutes les parties » de l'administration, la prospérité du royaume, et le » bien de tous et de chacun des sujets du roy, promet- » tant lesdits sieurs agréer et approuver les actes desdits » députés ».

Ce fut là, à vrai dire, la dernière délibération de la communauté ; et, quoiqu'elle se soit encore réunie une dizaine de fois, on reconnaît, à une foule d'indices, que ses jours sont comptés. Les procès-verbaux qui suivent cette séance ne sont que le reflet de sa longue agonie, et les évènements qu'ils racontent sont, pour qui sait lire entre les lignes, les symptômes précurseurs de la catastrophe finale. Dès la fin de l'année 1789, tout le monde a la conscience que de nouveaux jours sont proches, et ceux qui le peuvent battent prudemment en retraite. L'un renonce à la chirurgie, l'autre allègue son grand âge pour donner sa démission de receveur ; enfin, le maître chargé de l'inspection des villages résigne son mandat et n'a point de successeur désigné. Les embarras d'argent se multiplient, et ont leur place dans chaque délibération. Les créanciers deviennent de plus en plus pressants, et font les réclamations les plus instantes. Les nouveaux prêteurs sont difficiles à trouver ; ils demandent de nombreuses garanties et imposent des conditions onéreuses. Enfin, mettant à profit les évènements, les charlatans et les empiriques prennent toute licence et deviennent de jour en jour plus audacieux.

Aucune humiliation n'est épargnée à la communauté. Après avoir lutté, durant toute son existence, pour être distraite des corporations des arts et métiers, elle est, par une dernière ironie du sort, atteinte par le coup qui les frappe, et se trouve dissoute par le même décret (1).

Au moment de terminer cette étude appelée à faire revivre un passé bien oublié aujourd'hui, l'idée m'est venue de jeter un coup d'œil sur deux ouvrages intitulés, l'un ; *Histoire de l'origine et des progrès de la chirurgie en France* (2), l'autre, *Réflexions sur l'état présent de la chirurgie dans les petites villes et villages du royaume* (3).

Inspirés par un égal amour pour la profession de chirurgien, ces ouvrages aboutissent à des conclusions diamétralement opposées.

Le premier, attribué au secrétaire perpétuel de l'Académie de chirurgie, est, en dépit de son titre, de la posi-

(1) La dernière réunion eut lieu le 21 mars 1791. La mort officielle est du 30 mai 1792.

(2) *Histoire de l'origine*, etc., etc. (attribuée à Quesnay). — Paris, 1749, in-4°.

(3) *Réflexions*, etc., etc. par M. Bousquet, docteur en médecine de l'Université de Montpellier, ancien chirurgien aide-major des armées du Roy, et médecin-chirurgien de M. le baron de Breteuil, dans ses ambassades de Suède, de Hollande, de Vienne. A Avignon, chez Toussaint-Domergue, imprimeur-libraire, près le collège. 1782, in-8° de 212 pages.

tion de l'auteur et de l'étendue du volume, une étude essentiellement locale. C'est, avec le récit souvent partial des luttes et des progrès de la communauté des chirurgiens de Paris, une apologie ardente et convaincue de ses membres, une glorification passionnée et enthousiaste de leurs talents et de leur génie.

Autre est l'allure du second, et plus modestes aussi sont ses proportions. Ce n'est pas un chant de triomphe, mais un cri d'alarme et de tristesse poussé par un chirurgien, qui, après avoir beaucoup étudié et beaucoup voyagé, était venu pratiquer la médecine à Draguignan. A la vue de ses anciens confrères à l'œuvre, il prend la plume, et esquisse, d'une main inexpérimentée, le tableau lamentable de leur ignorance.

Ces deux tableaux, si saisissants de coloris et de contrastes, si opposés de caractères et de tendances, ne sont pas absolument œuvres de fantaisie et d'imagination. Au premier abord, il est vrai, on est tenté de qualifier l'un de roman, l'autre de pamphlet ; mais on ne tarde pas à revenir de ce jugement, quand on réfléchit aux milieux différents dans lesquels se trouvaient placés les auteurs. Il est à la rigueur possible que, en concluant du particulier au général, ils aient, soit dans l'éloge, soit dans la critique, dépassé quelquefois la mesure ; mais il n'en est pas moins incontestable que, en dépit de ces exagérations, ces ouvrages ont l'un et l'autre un grand fonds de vérité.

Cette appréciation, qui m'eût paru , il y a quelques années, singulièrement aventurée, ressort naturellement de l'étude que l'on vient de lire. Dans ces pages, écrites sinon avec talent, du moins avec une scrupuleuse impartialité, le blâme, au grand regret de l'historien, occupe une place plus étendue que la louange. Les âges succèdent aux âges, les générations aux générations, sans apporter un changement bien marqué dans la manière d'être de la chirurgie. Au XVIIe siècle, les chirurgiens vraiment dignes de ce nom restent l'exception, et sont en quelque sorte isolés au milieu de collègues indignes de porter ce titre. Au XVIIIe siècle, il est vrai, les maîtres capables et expérimentés sont moins rares ; mais, même à la fin de cette période, ils sont loin de constituer la majorité. La Compagnie nimoise pourra parfois s'enorgueillir de compter dans son sein des hommes de talent et de mérite ; mais, soit impuissance, soit dédain, elle ne s'efforcera point d'en accroître le nombre. Loin de recruter avec soin les candidats qui sollicitaient l'affiliation, elle fermera les yeux sur leur peu de savoir, et poussera trop souvent l'indulgence jusqu'à la faiblesse.

Assurément, en ne se montrant pas assez sévère à l'égard des aspirants à la maîtrise, la communauté nimoise a commis une lourde faute ; mais, sans vouloir en aucune manière l'excuser, il convient d'ajouter qu'elle n'a pas été seule à encourir ce reproche. Elle n'innove pas en matière d'indulgence ; elle imite et est à son tour imitée. D'autres communautés ont même renchéri sur elle, en donnant le grade de maître à des hommes dépourvus d'instruction théorique et pratique, ayant pour tout arsenal six rasoirs et six lancettes, et pour toute bibliothèque un *Dionis* ou un *La Faye*, dont ils ne liront jamais que les premières pages.

En dépit de l'uniformité des épreuves exigées par les statuts, la valeur des maîtres n'aura rien d'uniforme, et variera, au contraire, non-seulement suivant l'individu, mais encore suivant les lieux de réception et le plus ou moins d'indulgence des juges. Par suite, on aura des maîtres d'une capacité variable, comprenant tous les degrés intermédiaires, depuis le plus ignare barbier jusqu'aux hommes célèbres qui constituent l'Académie de chirurgie. Les uns arriveront à une renommée justement méritée, comme les Louis, les Petit, les Foubert, les Brasdor, les Sabatier, à Paris ; les Pouteau, les Garnier, les Collomb, à Lyon ; les Sarrau, les Méjean, les

Lamorier, à Montpellier ; tandis que les autres, c'est-à-dire la plupart des chirurgiens exerçant dans les petites villes et la campagne, végéteront dans l'incurie la plus regrettable.

De même que l'on abat un vieil arbre dès qu'il ne donne plus que de rares fruits, de même on est autorisé à frapper de la cognée une institution qui se trouve dans des conditions identiques. Tel est, à la fin du XVIIIe siècle, le cas des maîtres en chirurgie. Si, par le nombre de ses affiliés, cette institution constitue une véritable armée, par l'inégalité de leurs aptitudes, par la diversité de leurs conditions, elle reste un corps sans force, sans cohésion et sans homogénéité. Elle a beau avoir des chefs qui, payant bravement de leur personne, enrichissent l'art de leurs découvertes ; elle a, en fin de compte, de rares combattants pour seconder leurs efforts et écarter le coup qui la menace.

L'institution des maîtres en chirurgie a, du reste, fait son temps, et ne répond plus aux besoins et aux aspirations d'une ère nouvelle. Elle est trop démodée, trop discréditée pour être appelée aux honneurs d'une résurrection. Il ne suffit pas qu'elle renonce à la barberie, qu'elle abandonne tous ses privilèges ; il faut encore qu'elle subisse une transformation radicale, ou, pour mieux dire, il est nécessaire qu'elle disparaisse tout entière.

Ce vœu du public et des principaux intéressés a été satisfait par le législateur, et les fonctions des maîtres en chirurgie sont devenues le partage des docteurs en médecine. A en juger par les résultats obtenus, on ne saurait regretter cette substitution. Les progrès accomplis de nos jours dans l'art chirurgical tiennent du prodige ; mais, s'il y a lieu de s'en glorifier, il ne faut pas, dans notre orgueil, oublier les modestes devanciers qui, à des titres divers, ont préparé les voies au présent et à l'avenir.

APPENDICE

Autant les archives départementales du Gard sont pauvres en documents relatifs aux docteurs en médecine, autant elles sont riches en documents concernant les maîtres en chirurgie. Cette pénurie d'une part, cette richesse de l'autre, qui surprennent au premier abord, s'expliquent par les conditions propres à l'une et à l'autre profession. En effet, tandis que les médecins ont eu, de toute antiquité, une position nette et bien définie, les chirurgiens ne sont arrivés à avoir un domaine bien délimité que petit à petit. Tolérés primitivement par les médecins, qui voyaient en eux de simples auxiliaires, ils n'ont conquis leur indépendance que lentement et progressivement. Barbiers d'abord, barbiers-chirurgiens plus tard, maîtres en chirurgie en dernier lieu, ils ont vu, sous ces diverses dénominations, s'étendre le champ de leur exercice, et ont été, à diverses époques, l'objet de chartes, d'édits royaux, qu'ils ont conservés précieusement comme leurs titres de noblesse.

La communauté des chirurgiens de Nimes ne s'est pas contentée de garder, dans un *coffre spécial*, ces témoignages de la faveur royale ; elle a montré encore la même sollicitude à l'égard d'une foule de documents concernant son histoire intime, tels que registres de délibérations, copies de lettres de maîtrise, et surtout pièces ayant trait à ses divers procès pendant les XVIIe et XVIIIe siècles. Tous ces documents, classés aux *Archives* sous la lettre E, comprennent onze numéros, de 736 à 746 inclusivement, et forment un dossier extrêmement important et surtout très-volumineux.

Cette source d'informations n'a pas été la seule à laquelle j'ai puisé. J'ai encore mis à contribution la bibliothèque de la ville, si riche en pièces curieuses, et les archives municipales, dont M. de Lamothe achève en ce moment le magnifique inventaire. De là une ample récolte qui, à raison de son abondance même, ne saurait trouver place ici.

Pour le moment, je me borne à consigner, dans cet *Appen-*

dice, les notes et pièces justificatives les plus indispensables, et à les faire suivre de l'énumération des chirurgiens qui ont exercé leur art dans notre cité.

A. Médecins oculistes.

Le traitement des maladies des yeux a été confié, dès la plus haute antiquité, à une classe spéciale de chirurgiens, que l'on désignait sous le nom de médecins oculistes.

On a trouvé à Rome, dans la vigne Cesarini, l'inscription suivante (1) :

ILLYRIVS
TI · CÆSARIS
AVG · SER · CELADIANVS
MEDICVS OCVLARIVS
PIVS PARENTVM SVORVM
VIXIT ANNOS XXX
HIC SITVS EST IN PERPE·

On a également rencontré, dans une foule d'endroits, les cachets à l'aide desquels les oculistes estampillaient leurs collyres secs. D'après un savant travail, inséré en 1873 dans les *Mémoires de l'Académie des Inscriptions*, cet usage serait d'origine gauloise, et aurait été adopté par les médecins de nationalité italienne fixés dans les colonies romaines. Ils auraient imité et nullement importé cette pratique.

Ces sceaux ou cachets sont en pierre schisteuse tendre, de couleur vert-noir. Ils affectent presque toujours la forme de plaques rectangulaires, sur les tranches desquelles sont gravés en creux, et de droite à gauche, le nom de l'oculiste et celui du collyre ; la fin de l'inscription indique d'ordinaire les propriétés du remède.

Ces plaques servaient à étiqueter les collyres, en formant une empreinte sur leur pâte, pendant qu'elle était encore molle. M. Duquenelle a publié, en collaboration avec M. E. Baudrimont (2), un travail dans lequel, à l'aide d'une décou-

(1) Manuscrit de P. Baux, p. 146.

(2) *Journal de Pharmacie et de Chimie*, janvier-juillet 1863.

verte par lui faite à Reims, il fixe, d'une manière définitive, ce mode d'emploi des cachets d'oculiste. Il a trouvé, en effet, tout un assortiment de collyres solides en forme de bâtonnets, sur lesquels se lisent encore nettement, et de gauche à droite, une partie des mots en relief, formés par l'application des cachets. Les bâtonnets trouvés par M. Duquenelle étaient accompagnés d'une boîte en ivoire, d'instruments d'oculiste et de deux sceaux en schiste.

Voici les cachets qui ont été trouvés à Nimes ou dans le département du Gard.

I. Cachet de Tibérius Claudius Hesychus.

Cette pierre sigillaire faisait partie, au siècle dernier, du riche cabinet réuni, au château de Vézenobre, par le marquis C.-F. de Calvière. On ne sait ce qu'elle est devenue. Les légendes nous ont été heureusement conservées par le savant Nimois, J.-F. Séguier.

1re tranche. TI · CL · ESYCHI(1) · DIA
RH · AD · PVSTVL.
Ti(berii) Cl(audii) [H]esychi diar[r]h(odon) ad pustul(as)

2e tranche. TI · CL · ESYCHI · DI
CENT · AD · SEDAT
Ti(berii) Cl(audii) [H]esychi dicent(iton) ad sedat(ionem)

3e tranche. TI · CL · ESYCHI-DIA
CESAM-AD-EPIPHO
Ti(berii) Cl(audii) [H]esychi diasesam(um) ad epipho(ras)

4e tranche. TI · CL · ESYCHI · DIO
XYS-AD-VETER
Ti(berii) Cl(audii) [H]esychi dioxys(tes) ad veter(es cicatrices).

II. Cachet des frères Claudius.

Ce cachet faisait partie, en 1752, du cabinet de l'abbé

(1) Nous ne pouvons figurer typographiquement les lettres liées, qui sont fréquentes dans ces incriptions.

Pichoni, à Nimes ; il passa ensuite dans celui de M. Tempié. Il est aujourd'hui au musée de Lyon.

Une seule tranche porte l'inscription :

CLAVDIOR · GALB · AD · CICATR.

Claudior(um) galb(anum) ad cicatr(ices).

III. Cachet des oculistes Munatius Tacitus et Pompeianus.

Découverte, le 16 octobre 1811, dans les déblais de l'Amphithéâtre de Nimes, cette pierre appartient au musée national de Saint-Germain-en-Laye.

1re tranche. MVNATI · TACITI-CRO.
Munati(i) Taciti cro(codes).

2e tranche. POMPIIANI · PACCIANVM.
Pompeiani paccianum.

IV. Cachet de l'oculiste Julius.

Il y a à peine deux ans que notre confrère, M. L. Alègre, a acquis, pour en enrichir le musée-bibliothèque de Bagnols, dont il est le créateur, une pierre sigillaire trouvée au quartier de l'Estang, commune de Bagnols-sur-Cèze. Elle porte sur ses quatre tranches les inscriptions suivantes :

1re et 2e tranches. IVLI · THALASS
ER · IVLI
Juli(i) thalasser(os) Juli(i).

3e tranche. IVLI · DIAMES.
Juli(i) diamis(yos).

4e tranche. IVLI · DIA
Juli(i) dia(misyos).

B. Visite de quelques habitants de Nimes malades, ou soupçonnés de la lèpre.

Le 20 juillet 1327, les consuls de Nimes, ayant appris que six habitants étaient soupçonnés de lèpre, les firent examiner dans un jardin par Jean de Bac et Pierre Garidel, maîtres en médecine, Etienne Vallete, bachelier en médecine, Guillaume de Laur, Paul Coste et Raymond Chatbaud, barbiers. « Qui omnes congregati, habita inter se deliberatione sollempni super negocio predicto, dictis suspectis sponte se subjicientibus examini et judicio medicorum predictorum super infirmitate sive morbo predicto, medici memorati fecerunt fleobothomari seu sanguine minui, per dictos barberios, suspectos sepedictos singulariter, et eorum cujuslibet sanguinem in scutellis diligenter et fideliter reponi, et inde in saccis lineis transferri, postque aqua currenti cribrari, dissolvi subtiliter, et discerni ; necnon, tam in dicto viridario quam alibi, pluries diversis modis, formis, et actibus, suspectos prelibatos multiformiter comprobarunt. Tandem, die hodierna predicta, que dies erat dictis suspectis assignata, coram dictis dominis locatenentibus, ad audiendum relationem predictorum medicorum, infrascripti, tam prenominati magistri Johannes, Petrus et Stephanus, et barberii supradicti, personaliter existentes in curia regia Nemausi, in presentia prenominatorum dominorum locatenentium, et dictorum dominorum Petri Fresqueti et Johannis Senilhaci, consulum, assistente eis domino Bertrando Helye, conconsule ipsorum, ac in presentia dictorum suspectorum, excepto Bertrando Guiraudi, qui absens erat, et civium Nemausi multitudinis copiose, fuerunt requisiti, ad instantiam dictorum dominorum consulum, et adjurati per suum juramentum prius prestitum corporaliter, predicti medici et barberii supradicti, et ipsorum quilibet, ut super predictis, omni amore, favore et odio postpositis, puram, veram et legitimam referrent veritatem. Quiquidem magistri Johannes, Petrus et Stephanus, medici supradicti, legi fecerunt ibidem, alta voce et sonora, et lingua materna exponi, per me Johannem de Campo-Albaldo, notarium infrascriptum, contenta in quadam papiri pecia scripta ; pronunciantes et dicentes verbo, ut in ea continetur, sub virtute dicti prestiti juramenti ; cujus tenor talis est.

» Notum sit omnibus, tam presentibus quam futuris, quod cum Bertrandus Guiraudi, et Petrus Cortesii, et Poncius Blaqueria, Bertrandus Bosqueti, Johannes Vergerii, et Bertrandus de Figiaco, essent per aliquos de morbo lepre seu macula denunciati, seu predictum morbum predictos incurrisse, curia regalis domini nostri regis, scilicet vicarius et judex, seu eorum locatenentes, et domini consules Nemausi, volentes de predictis certificari, ut quod erat in dubium in lucem et certitudinem verteretur, voluerunt et preceperunt, ad requisitionem dictorum dominorum consulum, prenominati domini locatenentes nobis Johanni de Bato et Petro Garidelli, magistris in scientia medicine, et magistro Stephano Vallete, bacallario in predicta scientia, et aliquibus barberiis qui in predictis pluries, ut dicunt, sunt experti, ut predictos cum diligentia magna et deliberatione examinaremus, certificando predictos utrum predictum morbum lepre incurrissent vel non, ut ipsi nec alii populares in dubio non consisterent. Ideo nos predicti magistri et alii barbitonsores, ad dictorum dominorum locatenentium mandatum, et requisitionem dictorum dominorum consulum, cum magna diligentia ipsos, omnia membra eorum vidimus, et dispositionem eorum consideravimus, a capite usque ad plantas pedis, et frequenter, nihil obmittendo de contingentibus ad predicta, respiciendo omnia signa essentialia circa que magni philosophi et magistri in predicta scientia tradiderunt, omnes unanimiter et concorditer nostrum dictum, et cognitionem seu sententiam, habendo Deum pre oculis, sub sacramento quod nos magistri predicti universitati Montispessulani fecimus, et quod etiam vobis dictis dominis locatenentibus et consulibus prestitimus, proferimus et pronunciamus in hunc modum, et dicimus pronunciando, predictum Bertrandum Guiraudi, absentem ad presens, predictum morbum lepre incurrisse, et esse a consortio sanorum segregandum ; et dato quod alias sanus judicatus fuerit in litera que sibi facta fuit, tunc positum fuit quod erat dispositus ad morbum predictum. Item proferimus Poncium Blaqueriam, corraterium, de Nemauso, non incurrisse morbum lepre predictum ; ymo asserimus et dicimus ipsum esse sanum, quantum est de presenti, tamen ipsum esse dispositum ad predictum morbum incurrendum, nisi se rexerit et gubernaverit consilio medicorum expertorum et sapientium in scientia medicine. Item Bertrandum Bosqueti pronunciamus et dicimus esse sanum. Item dicimus, asserendo, Petrum Cortesii esse infectum, et predictum morbum lepre incurrisse et esse a consortio sanorum separandum. Item pronunciamus Johannem de Vergerio, servientem, et Bertrandum de Figiaco, preconisatorem vini, quoad nunc et de presenti esse sanos, tamen dispositos ad predictum morbum breviter incurrendum, nisi bonum regimen teneant, et utantur bono consilio, secundum quod sapientes precipiunt et docent, per quem modum morbus predictus non incurratur. Hec est nostra pronunciatio omnium concors et unanimis, quam pro certo scimus et credimus esse veram, quam nos magistri parati sumus defendere rationibus et auctoritatibus philosophorum omnium et sapientum in scientia medicine qui de ista materia complectissime tractaverunt.

» Qua cedula lecta et explanata clare, in presentia dictorum dominorum locatenentium, medicorum, barberiorum, et testium infrascriptorum, et plurium aliorum, dicti medici dixerunt verbo, et suo dicto juramento, ita esse verum, ut in dicta cedula continetur. Et incontinenti, ad requisitionem dictorum dominorum consulum, prenominatus dominus locumtenens dicti domini vicarii precepit predicto Petro Cortesii, presenti, et per ipsum dicto Bertrando Guiraudi, absenti, qui dictorum medicorum judicio, ut premissum est, infecti dicto morbo reperti sunt, ut infra instantes octo dies se separaverint a consortio aliorum, et quod interim nec cum civibus nec aliis sanis conversentur, et quod incontinenti assumant sibi habitum leprosorum (1). De quibus dicti qui reperti fuerunt sani, et dicti domini consules, petierunt sibi fieri publicum instrumentum. Facta fuit dicta relatio Nemausi, in curia regia, testibus presentibus domino Berengario de Languissello, Hugone de Languissello, Bernardo Faissa, Petro Marcelli, Pontio Alaude, Clemente Ermengavi, Petro de Barrio, Duranto Agarne, Johanne de Figeria, G. Bosqueti notario, G. de Trilia, Raymundo Bosqueti, et me Johanne de Campo-Albaldo, notario regio publico et dicte curie Nemausi, qui mandatus et requisitus predicta omnia scripsi et signum meum apposui huic publico instrumento (2).

(1) Ces malheureux étaient tenus de porter un costume spécial : un chapeau d'écarlate et un long bâton les faisaient reconnaître. Le bruit de leurs *cliquettes* ou morceaux de bois, qu'ils frappaient l'un contre l'autre, avertissait de leur approche, et les passants s'éloignaient pour éviter la contagion.

(2) Arch. munic., Ménard, *Histoire de Nimes*, t. II, preuves, page 60.

C'est là le premier examen de lépreux, qui ait été fait dans notre ville, ou pour mieux dire c'est là le premier acte qui soit venu jusqu'à nous. Depuis cette époque, il y a eu des examens analogues qui ont été relevés pour la plupart dans *les Médecins d'autrefois*. Pour le dire en passant, ce sont là à peu près les seuls cas où il soit parlé des barbiers-chirurgiens, aux XIVe et au XVe siècles.

C. Charte inédite de Charles VII, concernant la barberie et la chirurgie à Nimes.

D'après l'*Histoire générale de Languedoc* (t. IV, p. 486), le roi Charles VII se trouvait à Nimes, le 21 février 1436. De là, il alla à Montpellier présider l'Assemblée des Etats de la province, fixée au mois de mars. C'est pendant la durée de son séjour dans cette ville, et sur les sollicitations des barbiers-chirurgiens dénommés à la page 12, qu'il octroya la charte conservée aux Archives départementales (E. 746).

Cette charte, inédite jusqu'à ce jour, offre tous les caractères de l'authenticité. C'est une feuille de parchemin *in-plano*, haute de 52 centimètres et large de 58. Le sceau en a été enlevé, mais les attaches subsistent encore.

En voici la lecture, non d'après la transcription qui en a été faite au XVIIe siècle, mais d'après l'original.

CHARLES, Par la grace de Dieu Roy de France. Scavoir faisons à tous presans et avenir. Nous avoir receue humble supplicacion des barbiers et cirurgiens de nostre ville de Nismes, contenant que, comme, pour le bien publique de ladicte ville et du pais, et pour obvier aux perilz et inconveniens qui, par l'impericie et ignorance de plusieurs uzans du mestier de barberie et cirurgie, voulans estre maistres et tenir ouurouers d'icelluy mestier, sans estre experimentez, examinez et approuvez par celui quil appartient, soit par nostre premier barbier ou autres maistres jurez en ce experts et congnoissants, soient, ou temps passe, avenuz et pourroient semblablement avenir plusieurs maulx et inconveniens à plusieurs créatures humaines. Par ce mesmement que iceulx non ainsi approuvez ne passez maistres ne savoient convenablement fere saygnees aux lancettes, fert ou pointes neccessaires, bonnes et seures à saigner, ne congnoistre les vaines lesquelles il fault saigner pour la santé du corps humain, ne faire autres operacions et euures requizes et appartenans ausdiz mestres de barberie et cirurgie. Et pour ce nous ont humblement requiz lesdiz supplians que sur ce leur vueillons pourveoir, affin que plus convenablemant ledit faict de barberie et cirurgie, au bien et seurte de la chose publique, puisse estre mieulx et seurement gouverne, et leur donner priuiléges en la forme et manière qui sensuit (1).

Et premièrement que aucun barbier, de quelque estat ou condicion quil soit, ne soit si osé de faire office de barbier, sil nest premiérement examiné et exprouvé par les maistres jurez dudit mestier, en la maniere quilz ont accoustumée.

Item que aucun barbier ne feme vefue de barbier, de quelque authoricté ou condicion quilz soient, ne facent office dudit mestier, s'ils ne sont repputez et tenuz de bonne vie et honneste conversacion, et sans ce quilz soient notoirement diffamez de tenir et avoir hostel diffamé, come de bourdelerie et macquelerie, souffrir estre faict en leur hostel ou autre vilain blasme, ouquel cas ilz soient privez dudit mestier de barberie et de cirurgie ; et en oultre que tous leurs hostilz, come razouers, cizeaux, bacins et chaieres et tout ce qui appartient audit mestier, soient appliquez la moitié à nous et lautre moitié a la confreierie desdiz barbiers.

Item que quelque personne dudit mestier ne face office de barbier a mezel (2) ou a mezelle, sur ladicte peine de priva cion dudit mestier et perte desdiz hostilz, a appliquer comme dessus est dit.

Item que tous ceulz quy vouldroient tenir ouurouer ou estre maistres aux chasteaux, pais, bourgz et villages, en la viguerie et a trois lieus à lentour de ladicte ville de Nysmes, seront tenuz daler à l'examen aux maistres jurez de la dicte ville de Nysmes, et illec faire leur devoir par la forme et ma-

(1) Pour la commodité de la lecture, j'ai séparé les articles.

(2) C'est le synonyme de lépreux.

nière que dessus est dit ; par quoy les passans, allans et venans et demouranz en iceulx lieux puissent mieulx et plus seurement estre servis dudit mestier.

ITEM que aucun barbier ne puisse oster ne fortraire a ung autre son apprentiz ou varlet, sans voulounté dudit maistre, sur la peine de cent solz damande, a appliquer en la confreierie desdiz supplians.

ITEM que aucun varlet barbier ne puisse ouurer dudit mestier en ladicte ville de Nysmes, ou a trois lieues à lentour, sil n'est maistre par la manière que dit est, ou sil n'a adueu de maistre barbier, sur paine de cent solz damande, pour chascune foiz quil sera trouvé, et de perdre ses hostilz; lesquels voulons la moitié estre appliquée à nous et l'autre moitié à la confreierie desdiz supplians ; et que celuy qui le trouvera le puisse faire prandre et emprisonner en noz prisons pour occazion de ce le mettre en prison jusques a execucion deue.

ITEM que aucun barbier ne puisse faire office ni euure de barbier, fors de saigner ou piquer, sans congée desdiz maistres, aux jours et festes qui s'ensuyvent. C'est à asçavoir aux Dimanches, aux cinq festes de Nostre Dame, à la feste de Toussains, aux jours de Nouuel, Pasques, Pentecosthe, la Circoncision, l'Apiphanie, l'Ascencion, le jour du Sainct-Sacrement, Sainct Jehan-Baptiste, la feste de Sainct Cosme et Sainct Damien et les festes des Appostres, à quelzques jours quelles escheent, ne mettre enseigne de bacins hors de leurs huis aux dictes festes ne autres commandées par l'Esglize, sur la peine de cinq solz damande, a appliquer a leur dicte confrarie.

ITEM que aucun maistre ou autres tenans ouurouer ez ville et lieux dessusdiz ne puissent tenir sang de saignée en son ouurouer oultre midy, ne hors le seul de son huis, à peine de cinq solz damande pour chascune foiz quil y sera trouué, à distribuer comme dessus ; et oultre, s'aucuns par neccessité se faisoient saigner apres mydi du pié en l'eaue ou autrement, lesdiz barbiers seront tenuz de jecter le sang dedans deux heures après ce quilz auront esté saignez, sur ladicte peine.

ITEM que aucun voulant venir à l'examen, pour auoir et acquerir la maistrize dudit mestier, ny puisse venir ny estre receu jusques à ce quil soit hors de son apprentissaige et quicte envers le maistre cheuz lequel il auoit demouré ; et que ledit examen ce fasse en temps a ce convenable et accoustumé.

Item que tous ceulx quy viendront à l'examen, approuvés et passés maistres, seront tenuz de prandre et lever lettres scellées des seaulx desdiz mestres jurez.

Item que aucun barbier tenant ouurouer ne puisse prandre et auoir que ung ouurouer et ung apprentiz a la foiz, et que le dit apprentiz soit tenu de estre audit appraintissage par le temps accoustumé.

Item que lesdiz jurez dudit mestier debvront voir et viziter les ouurouers d'icelluy mestier, et scauoir de la souffisance des barbiers estans esdiz ouurouers, a ce que le peuple puisse estre mieulx et plus seurement serui et que les ordonnances puissent et soient tenues sans enfraindre.

Item que, se aucun barbier est contredisant et reffusant d'obéir auxdiz maistres jurez, en ce qui regarde et qui touche le faict dudit mestier et des ordonnances d'icelluy, quilz puissent prandre et appeler à noz sergens pour leur aidier, lesquelz seront tenuz de y aler, en les paiant de leurs salaires.

Item quil ne soit aucun barbier ne cirurgien, ne autre, de quelque estat ou condicion quil soit, qui oze ouvrer de cisurgie (*sic*), ne de chose qui appartiengue audit office, en ladicte ville de Nysmes ne ez environs d'icelle, comme dit est, sur la peine de dix liures tournois, — sans ce quil soit premierement examiné par les deux maistres qui seront ordonnés dedans ladicte ville de Nysmes.

Item que aucun barbier ne cisurgien ne preigne la cure d'aucune personne ne ne l'apareille, se ce n'est une foiz tant seulement, sans appeller partie et quelle ne soit consant (*sic*), sur la peine dessusdicte.

Item, quant ung maistre ou maistresse dudit mestier meurt, sont tenuz chascun barbier passé maistre en ladicte ville destre et accompaigner le corps, sur peine de trois solz damande à appliquer comme dessus.

Item que, s'aucun plait ou procès estoit meu ou mouuoit ou temps auenir, ou quen autre manière convenist faire mize ou despence pour la conservacion et deffence desdiz statutz et ordonnances, pour la poursuite desdiz procès pour ladite confrarie desdiz barbiers, ou autrement pour le bien commun d'entre eux et dudit mestier, que chascun d'eux y contribue selon sa faculté et puissance, ou cas que la plus grande et saine partie de la confrarie y consentira.

Item que, s'aucun barbier ou varlet est mandé ou aprouché, à cause et pour le faict dudit mestier, pardevant lesdiz maistres jurez, quil soit tenu de y comparoir, sur peine de deux solz six deniers au proffit de ladicte confrarie.

Item que, sy aucun barbier vouloit faire le contraire et ne vouloit obeir auxdiz maistres jurez, que noz justiciers desdiz lieux ou leurs lieuxtenans et chascun d'iceulx, informez de ce, les fasse joir de chascun article desdiz preuiliges, en contraignant à ce ceulx qui seront à constraindre ; et se aucun des barbiers vouloient sur ce proceder et len constraindre, que nostre procureur, sur ce informé pour le bien publique, se adioingne avecque eulx lesdiz maistres jurez, pour soustenir le droit et preuilége desdiz supplianz devant nosdiz justiciers, se le cas y escheit.

Item que, sil avenoit que aucun desdiz maistres barbiers alast de vie a trespassement, delaissée sa femme pourra tenir, son vefuage durant, boutique par la forme et manière que sondit feu mary faisoit ; et sil avenoit quelle se mariast à aucun varlet barbier quy nauroit point este passé maistre, ladicte vefue sera tenue de fermer sa boutique, jusques a ce que sondit mary soit passé maistre par lesdiz maistres jurez.

Pour ce est-il que nous, ayant regard aux choses dessusdictes et en espécial à l'inconvénient que, à deffault desdictes choses, se pourroit ensuivre à plusieurs humaines creatures, voulans icelles a nostre pouoir préserver de danger et peril, a iceulx supplianz, pour ces causes et autres a ce nous mouuans, de nostre grace especial, plaine puissance et authorictė royal, avons donné et octroié, donnons et octroions de grace especial, par ces presentes, le preuilege et droit dessusdit.......... seneschal de Beaucaire, quil appartiendra. Et, en tesmoing, nous auons fait mettre nostre scel à ces presentes ordonné en l'absence du grand. Donné a Monspelier, ou mois de mars, lan de grace mil cccc trente et six, et de nostre règne le quinziesme.

D. Registre manuscrit du XVIIme siècle.

Ce registre in-folio, catalogué E. 736, est extrêmement curieux et intéressant ; aussi nous a-t-il paru nécessaire de compléter les détails que nous lui avons déjà empruntés par de nouveaux renseignements.

Après deux feuillets blancs, on relève des textes de l'Evangile insérés chacun en tête d'une page, le premier emprunté à S. Jean : « In principio erat verbum » ; le second, à S. Luc : « In illo tempore pastores loquebantur » ; le troisième, à S. Mathieu : « In illo tempore assumpsit Deus » ; le quatrième, à S. Marc « In illo tempore exiens Jesus ».

Après un feuillet blanc, est le « Catalogue de divers maistres chirurgiens de la ville de Nismes, recuelli par C. N., maistre chirurgien juré en ladite ville ».

Ce catalogue, longtemps interrompu, a été repris et poursuivi jusqu'en 1783 par Antoine et Jean Nicolas, greffiers de la Compagnie au XVIIIme siècle. A mon tour, je l'ai utilisé dans le relevé des chirurgiens qui est placé à la fin de cet appendice.

Après un feuillet blanc, on trouve, en caractères gothiques, au haut de la page : « Au nom de Dieu soit faict. Amen » et au bas un fleuron aux armes de France avec les initiales C. N. Dans l'intervalle, est le titre général : « Registre dans lequel sont inscrits les vieux et nouveaux statutz, provisions, délibérations, et autres actes concernants la maistrize de chirurgie de la ville et cité de Nismes ».

Viennent ensuite et tour à tour : 1° Les statuts de Charles VII ; 2° les statuts, privilèges et ordonnances royalles accordés et confirmés par les Roys à leur premier barbier, aux lieutenants ou commis et autres barbiers chirurgiens du Royaulme de France, 28 Mars 1594 ; 3° l'ordonnance du 14 May 1618 ; 4° l'extrait des registres du Grand Conseil, en date du 14 May 1618, nommant Léonard Théremin ; 5° la lettre de lieutenance de Tristan Théremin, 21 février 1633.

Voici maintenant la reproduction textuelle de la première séance.

« L'an mil six cent trente-trois et du Lundy cinquiesme jour du mois de septembre, dans l'heure de deux après midy, à la ville de Nismes, dans la chambre *d'érudition,* les maistres chirurgiens estant assemblés.

» Jean Pinet, compagnon chirurgien, sestant présanté a dict qu'ayant esté voir tous les maistres, les aurait supplié de sassembler pour recepvoir sa présentation à la maistrise, il supplie maintenant la Compagnie de delibérer sur ce dessus.

» La Compagnie, par pluralité de voix, a receu la presentation dudit Pinet, laquelle sera escripte dans le Registre de la maistrise ; et que l'aspirant fera foy de son contract d'apprentissage et cancellation dicelluy, ensemble d'enqueste de ses vie et mœurs. De quoy ledit Pinet a très humblement remercié la Compagnie ».

Au-dessous, on relève les signatures de Tristan Théremin, lieutenant ; de Noguier, Fermillion, L. Théremin, J.-J.- Doulcet, Mitier, Sainton, Pinet, aspirant, et Monteils, notaire et greffier.

A la suite de cette séance, qui est la plus courte, se succèdent une foule de délibérations occupant 260 pages. La dernière délibération transcrite sur ce registre est du 27 septembre 1683 ; mais, depuis dix ans, les assistants ont négligé d'apposer leur signature, quoique le greffier ait continué de laisser la place entre chaque délibération.

A la fin de ce registre, mais transcrites en sens inverse des délibérations, se trouvent les affaires de la confrérie religieuse. Ce sont le plus souvent, surtout au XVIIIe siècle, de simples reçus délivrés au prieur de la communauté par les RR. PP. Carmes. Il n'y a guère que quelques exceptions à cette règle. Voici, à raison de son importance, la teneur de la première séance.

« L'an mil six cent trante-trois et le vingt septiesme jour de septembre, jour de la feste de saint Cosme et de saint Damien, la confrerie, ayant esté discontinuée par les Mestres-Chirurgiens de cette ville de Nismes à cause de la religion prétendue réformée, l'espace de septante années, a esté restablie par M. Tristan Theremin, M^{e} chirurgien juré de ladite ville et Lieutenant du Premier Barbier du Roy en la Senechaussée de Beaucaire et Nismes, luy a faict dire et celebrer la Sainte

Messe, à l'honneur desdits Saints et suivant la coustume antienne, dans l'Eglize des Freres prescheurs reformés de la dite ville, où la dite Confrérie a esté erigée. A créé prieur pour cette année : Monsieur Me Gilbert Bon, conseiller du Roy et receveur des tailles et décimes extraordinaires du diocèse dudit Nismes. Présents : M. Barthelemy Mitier, Me chirurgien juré dudit Nismes ; M. Laurens Guilliermet, Me chirurgien du Roy en la ville de Tholoze (1) ; Jacques Poulin et Pierre Pinet, compaignons chirurgiens dudit Nismes ; M. Me Guillaume Duprix, docteur et avocat ; M. Pierre Coulomb suivant les finances, et MM. Pierre Théremin, marchand, et Claude Blanc ».

E. Séances de la Communauté des chirurgiens.

Pour donner une image moins imparfaite de ces assemblées, j'emprunte au registre dont il a été parlé dans la note précédente la relation de deux séances. J'en reproduis le procès-verbal, sans y rien changer, et m'abstiens de tout commentaire, tant ce récit est expressif et éloquent dans sa simplicité rustique.

« L'an mil six cent cinquante-deux et le vingt cinquieme jour de novembre, heure de une après midy, le corps des mestres chirurgiens étant assemblé dans l'Auditoire du Bureau du Roy.

» Sur ce qui auroit esté propozé par le Sr Tristan Theremin, lieutenant, que, au prejudice de la deslibération prise en corps des mestres assembles inserée dans ce libvre, dattee du vingt-uniesme decembre mil six cent quarante-cinq, authorisée au bureau du Domaine du Roy et confirmée par Nos Seigneurs du Parlement, par laquelle est expressemant porté que, les dits mestres estant assamblés, chescun se portera honneur et respect quon se doibt lun a l'autre, se sousmettant au chati-

(1) C'était là sans doute un chirurgien-opérateur, de passage dans notre ville.

ment que la Compagnie trouveroit bon ; et que, au préjudice d'un acte si authentique, qui a este observé ponctuellement, Mathieu Quesnot, lung de ses mestres, auroit detracté et mesdit la Compagnie, ces jours passés ; disant que les Mestres vandoient la mestrise pour de l'argent et qu'il falloit dénoncer à un magistrat, et qu'ils estoient des concussionnaires, requérant de répondre sur ce subjet.

» En suite de laquelle proposition, Me Guillaume Theremin, sindit, auroit dit qu'il desiroit proposer contre Jacques Toisat, lung de ses Mestres, en ce que le dit Toisat, mallicieusement et sans subjet, auroit dit, le jour d'hier au soir, chez la veufve de Barthelemy Bonnaud, que tous les Theremin estoint de tretres et gens de mauvaise foy ; laquelle plainte le dit Theremin, sindic, auroit fait fort doucement sans l'offanser ; mais au contraire le dit Toisat se seroit levé de sa place, en blasfémant et reniant le saint nom de Dieu contre le dit Theremin, sindit, contre lequel il auroit levé la main et icelluy poussé ; ce qui auroit obligé le dit sieur lieutenant de prier le dit Sr Toisat de ne renyer point le Saint nom de Dieu et de respecter le lieu et la Compagnie ; requerant ledit Theremin, syndit, de vouloir desliberer sur ces subjets.

» La Compagnie, desliberant par pluralité de voix, a résolleu, pour le regard de Me Quesnot, quil sera suspendu et exclu de l'entrée de la Compagnie et assemblée de ses mestres, pendant le temps et terme de quatre mois, pendant lequel temps il n'y sera appelé, apres lequel temps, s'il désire y entrer, fera réparation a la Compagnie ; et, pour le regard dudit Toisat, qu'il sera exclu et privé de l'entrée de ladite Compagnie pendant six mois ; après lequel temps il devra même reparation à l'egard des mestres soussignés le tout soubs le bon plaisir de la Cour ».

» Ont signé : Theremin, lieutenant ; A. Theremin, Paris, Sainton, Theremin, sindit, Orcival ».

Dans la séance ci-dessous rapportée, il ne fut pas prononcé de peines disciplinaires, et pourtant il s'y produisit un acte blamable au premier chef. On y voit l'intervention insolite d'un huissier, on y voit surtout apparaître dans tout son jour le caractère brouillon de l'un de ses membres.

« L'an mil six cent soixante-neuf et le quatorziesme jour du mois de janvier après midi, la Compagnie des Mes chirurgiens estant assemblée dans la sale du Bureau du Domaine du Roy, suivant et conformément la déclaration du Roy du 2 avril 1666, et notamment de l'article trente deuzième d'icelle.

» S'est présenté François Nouguier, lequel a requis lad. Compagnie de vouloir luy octroyer acte de la présentation qu'il faict de vouloir aspirer à la mestrize de chirurgien dudit Nismes.

» Sur quoy seroit intervenu Guillaume Theremin, l'un des maitres de ladite Compagnie, assisté de Phelines, huissier en la cour presidial, lequel, au nom du procureur du Roy en ladite Cour et à la réquisition de Monsieur Massip, advocat du Roy, auroit inthimé aux dits Mes de proceder conformément aux ordres et volonté de Sa Majesté, en observation de ce qui est contenu dans ledit art. trente deuzième de la susdite déclaration. A quoi auroit esté respondu par les syndits là présents qu'ils n'avoyent jamais procéde autrement, despuis ladite declaration prononcée, et qu'ils l'observoyent dans ceste action aussi bien qu'ils l'avoyent faicte aux autres ; et qu'à ces fins, pour faire cognoistre la vérité audit Theremin, qui n'avoit d'autre volonté que de porter au desordre dans ladite Compagnie, ils nommoyent, en l'absence du lieutenant qu'ils attendoyent, pareil nombre de gens de la religion prethendue refformée qu'ils y avoyent de Catholiques là presants, scavoir : les sindits faisant profession de la Religion P. R., et ledit Guillaume Theremin, comme un des plus antiens. Sur quoy ledit Theremin, tout en colere, sen seroit rettiré de la Compagnie et dict quil ny vouloit point assister. Peu de temps appres, le sieur Barthelemy Mitier, lieutenant, estant arrivé, et voyant que tout ce procedé n'avoit este faict par ledit Guillaume Theremin que pour interrompre la dite assamblée, confirma le dire desdits scindicts ; et se trouvant au nombre de trois catholiques, sans le comprendre luy, du consantement de la Compagnie et notamment des Mes de la religion P. R. là presents, il auroit reteneu Louis Galafrès et Louis Verdety, scindits, ensemble Charles Trintignan, l'un des plus antiens de ladite Religion, pour et en l'absence et refus faict par ledit Guillaume Theremin, proceder à tous les actes de mestrize tant dudit Noguier que de Laugier, aussi aspirant, conjointement avec les Mes Catholiques et en la presence de tous les autres Mes qui voudroyent sy trouver, pour faire cognoistre que toutes choses se font suivant les formalités, ordre et la volonté de Sa Majesté.

Et a l'instant lesdits maistres, tant catholiques que de la Religion P. R. auroient, en la presence de tous les autres Maistres, octroyé acte de la presentation dudit Francois Noguier à la mestrize, ordonné que partant il remettra l'enqueste de vie et mœurs, veu quen sa qualité de fils de Maistre, il est exampt du Contract d'apprentissage et Cancellation d'iceluy ; de quoy il auroit tres humblement remercié la Compagnie.

Mitier, lieutenant. Bastit, scindic.
Galafrès, Monier, scindic, Verdety, scindic, Trintignan, Dupont.

F. — Révocation de l'Edit de Nantes.

Le registre précédent s'étant arrêté juste deux ans avant la révocation de l'Edit de Nantes, on est en droit de se demander s'il ne faut pas attribuer à la religion l'abandon dans lequel les chirurgiens ont laissé les intérêts de la profession.

Cette question, quoique spécieuse en apparence, ne saurait être résolue affirmativement par celui qui approfondit les faits.

Depuis la paix de 1629, Nimes s'était bien modifiée. A s'en référer aux baptistaires, la population protestante était restée stationnaire, tandis que la population catholique n'avait cessé de s'accroître. Cette manière d'être avait eu pour conséquence de faire accourir les chirurgiens catholiques, au point que, un demi-siècle plus tard, ils égalaient en nombre les chirurgiens protestants. Ainsi partagée, la compagnie vivait en bonne intelligence et en sérieuse confraternité. Elle n'avait nul souci d'entamer de nouvelles luttes ; elle ne se souvenait du passé que pour éteindre les dettes qu'il lui avait léguées.

La révocation de l'Edit de Nantes ne troubla point cette paix intérieure. Incontestablement, elle froissa les chirurgiens qui professaient la religion proscrite ; mais elle ne les poussa point au parti extrême de faire à leurs convictions religieuses le sacrifice de leur foyer domestique. Non-seulement le « *Rolle des habitants de Nismes qui manquent, et que le bruit public assure s'estre retirés du Royaume, à l'occasion de leur religion* » ne signale aucun d'eux, mais encore les actes curiaux, minutieusement consultés, témoignent que tous sont restés fidèles au sol qui les avait vus naître. En un mot, dans cette liste d'émigrés, dressée en 1686 par les soins des consuls, la profession de chirurgien n'est représentée que par un apprenti, nommé Isaac Laliaud.

Toutes ces circonstances réunies autorisent donc à conclure que la révocation de l'Edit de Nantes a été étrangère à l'interruption des procès-verbaux de la compagnie des chirurgiens nimois. De même qu'après cette époque, elle a continué à faire célébrer, le 27 septembre de chaque année, une messe solennelle en l'honneur des saints Cosme et Damien ; de même elle a dû avoir, conformément à l'usage, une réunion consacrée à renouveler ses officiers. Ainsi réduite à une séance d'élection, cette assemblée était intime, et par suite a pu se passer d'un greffier, qui, au milieu de ce calme plat, de cette quiétude parfaite, devenait un luxe vraiment superflu.

C'est là, à mes yeux, l'explication qu'il convient de donner des lacunes du registre. Quant à l'interruption, elle a duré de longues années, et n'a cessé qu'à partir du jour où la Compagnie a été pourvue d'un greffier officiel.

G. Lettres de maîtrise.

A titre de spécimen, je reproduis ces lettres de maîtrise, dont l'original est possédé par mon excellent confrère, le docteur Thérond, de Milhaud.

» NOUS PIERRE CHIROL ET GUILHAUME COURBE, MAISTRES CHIRURGIENS JURÉS de la ville de Nismes, et jurés royaux, suivant le pouvoir à Nous donné, et conformement à l'edict du mois de février 1692, que Sa Majesté nous a donné, portant création des charges d'un médecin conseiller du Roy et de deux chirurgiens royaux, sçavoir faizons à tous qu'il appartiendra, que, pour les bons (*sic*) et louable raport quy nous a esté fait de la personne de S. Benoit Thérond, natif du lieu de Milhaud, fils de feu Benoit Thérond, et nous ayant aparut de ses bonnes vie et mœurs et conversation en l'art de barbier et chirurgien, s'estant ci-devant presenté pardevant nous, nous requerant proceder à ses examens aux fins quy peut exercer ledict art de barbier et chirurgien, s'il en est jugé capable ; à raison de quoy nous aurions fait apeller les dits sieurs Didier Monier, Simon Valette, Joseph Roustan et Pierre Bousquet, aussy maistres chirurgiens jurés en ladite ville, et scindicz dudit corps, pour proceder conjoinctement avec nous ; et l'ayant examiné sur la chirurgie qu'il pratique, nous l'aurions trouvé sufisament capable, le tout ayant été fait en la présence du sieur Ozias Lafont, médecin et conseiller du Roy. A ces causes, suivant le pouvoir que nous avons, conformement à l'Edict du Roy, avons receu, establi et constitué, et nous establissons et constituons ledit sieur Benoit Thérond, maistre et chirurgien, lui donnant pouvoir de travailler, en qualité de maistre, publiquement, dudit art et métier de barbier et chirurgien, avec toutes les honneurs et prérogatives qu'ont ascoutumés avoir les autres maistres chirurgiens et barbiers à la campagne, ouvrir boutique, pendre enseignes et basin dans ledit lieu de Milhaud, et non ailleurs, ayant fait prêter serment, la main mize sur les saincts Evangilles, comme faisant profection de la R. C. apostolique romaine, de bien et fidèlement exercer ledit art, garder et faire garder les statuts, et, en cas de contravention, en donner advis. Et pour témoignage et aprobation de ce desus, nous avons signé ces présentes.

» Fait apozé le cachet de nos armes, et contresigné par notre greffier à ce commis. Fait à Nismes, le huitiesme juin 1701.

» Lafont, medecin du Roy ; Courbe, royal ; Chirol, royal ; Monier, sindic ; Roustan, sindic ».

H. Pratique des chirurgiens nimois.

Le rôle du praticien auprès d'un malade est double : *diagnostiquer* la maladie et la *traiter*. Le diagnostic, ou la détermination du siège et de la nature de la maladie, est une opération qui, dans la majorité des cas, ne présente aucune difficulté, si l'homme de l'art est pourvu des connaissances que comporte son titre. Mais il n'en est pas de même, s'il n'est qu'un ignorant ; tout lui est obscur, et les cas les plus simples donnent matière à méprise. Ainsi, en 1702, un chirurgien prend pour une chute de l'anus un polype de la grosseur et figure d'un œuf de poule, que présentait un enfant de six à sept ans (Obs. 59).

L'institution du traitement rationnel offre encore plus de difficultés ; car elle suppose une connaissance exacte des ressources de la thérapeutique, et surtout des effets physiologiques et des vertus curatives des médicaments. Or, cet ensemble de connaissances n'était pas possédé par les chirurgiens. De là des errements déplorables (V. p. 45) ou des accidents. Par exemple, M. de Labaulme de Beaulieu, à la suite d'une trépanation heureusement faite, eut un érysipèle universel, parce que son chirurgien « avait consumé avec du précipité rouge les bords de la plaie devenus calleux » (Obs. 58).

Le médecin avait beau faire des recommandations, il n'était pas toujours écouté, et le chirurgien profitait de son empire sur le malade pour se conduire à sa guise. M. Marc Faure, salpétrier, eut un érysipèle du cuir chevelu, parce que « son chirurgien s'étoit imprudemment servi, contre mon avis, du précipité rouge à une playe qu'il avoit au petit canthus de l'œil droit ». Mais l'exemple le plus curieux est sans contredit le suivant.

« Le 23 juillet 1718, je fus apellé pour visiter Mr Gui, vitrier. Il étoit malade depuis cinq jours d'une péripneumonie, fort oppressé et crachant le sang. Un maître chirurgien qui l'avoit soigné jusqu'alors s'étoit borné à lui faire quatre petites saignées. J'ordonnai d'abord de le saigner ; le chirurgien ne vouloit pas le faire, et, comme il vit qu'on alloit en chercher un autre, il envoya un de ses garçons. Le malade fut saigné trois fois ce jour-là ; il fut purgé dans la nuit avec une médecine ordinaire ; le lendemain, il fut *resaigné*, et le jour d'après, il fut encore purgé. Sur le soir, le malade fut sans oppression et ne cracha plus du sang ; mais je m'aperçus qu'il tomboit dans le délire. J'ordonnai une émulsion avec une forte dose de laudanum : la rêverie augmentant, on me fit lever dans la nuit. Je soupçonnai que l'apoticaire n'eut pas mis l'opium que j'avois ordonné, afin que le remède ne fit aucun effet et que je fusse blamé ; prevenu de ce, j'ordonnai du laudanum qu'on alla prendre chez un autre apoticaire. Le malade le prit, dormit tout le jour et s'éveilla sans fièvre et sans rêverie ». (Obs. 118).

On voit, par cette dernière observation, que le traitement de la péripneumonie par les saignées répétées est d'origine ancienne, et que, loin de l'inventer, le célèbre professeur Bouillaud n'a fait que le rajeunir. On voit également que les pharmaciens d'autrefois ne se conformaient pas toujours aux prescriptions du médecin, et, au grand détriment du malade, n'exécutaient pas rigoureusement les ordonnances magistrales.

I. Rapports médico-légaux des chirurgiens.

A défaut du registre officieux où les chirurgiens consignaient leurs rapports médico-légaux, nous avons trouvé quelques renseignements dans les premiers registres de l'état civil. En ce temps, les juges de paix ne se contentaient pas de signaler l'accident advenu, mais ils reproduisaient, dans leurs procès-verbaux, le rapport de l'officier de santé qui avait constaté le décès. Ainsi, dans le tome correspondant à l'an II (4me cahier, 18me feuillet), il y a un suicide par submersion raconté tout au long ; dans le tome correspondant à l'an III, 16 prairial, il y a la visite des cadavres de Courbis, Alien, Moulin, et la reproduction du rapport dressé par Jean Nicolas et Jean Serre, officiers de santé. Quelques feuillets plus loin, il y a également la visite des cadavres de Baumet, de Bertrand dit des Grignons, de Bertrand, accusateur public, et de Nogaret.

Ces rapports, qu'on a lieu de croire textuellement reproduits, sont courts et médiocrement circonstanciés. En voici un spécimen, concernant une femme qui fut retirée morte d'un puits. « Le premier jour du troisième mois de l'an second de la République française, une et indivisible, le citoyen Jacques Martin, officier de santé de laditte ville, a examiné le cadavre, et il résulte du rapport qu'il nous a fait que la personne dont s'agit s'est noyée, et qu'il a remarqué une grande playe sur l'os coronnal (*sic*), avec fracture à la partie latérale à droite dudit os, et en outre une playe au nez, à la narine droite, et plusieurs contusions le long de l'épine du dos ; ce qui fait présumer qu'elle s'est assommée en tombant ; ajoutant encore avoir reconnu une contusion considérable à l'œil droit et une legere playe au menton, et a signé *Martin* ».

On le voit, à cette époque, la médecine légale était encore dans l'enfance, et réclamait une vive impulsion pour arriver au degré où elle se trouve aujourd'hui. Grâce aux recherches des Orfila, des Devergie, des Tardieu, etc., etc., elle a marché à pas de géant, et a pu, dans maintes circonstances, venir en aide aux investigations des magistrats.

J. Réception des maîtres en chirurgie à Montpellier.

Désireuse de donner à ses réceptions à la maîtrise le plus d'éclat possible, la communauté nimoise chargea Granier, l'un de ses membres, de s'enquérir du cérémonial adopté à Montpellier, en semblables circonstances. De là, l'origine de la lettre suivante, écrite, le 29 avril 1748, par Sarrau, maître chirurgien de cette dernière ville.

Monsieur,

Vous me faites l'honneur de me demander mon avis, pour savoir comme nous faisons avec nos aspirants à la maîtrise, pour les étrangers comme pour les fils des maîtres ; je vous aurois plus tôt donné satisfaction, mais je voulois auparavant m'éclaircir jusques à la moindre circonstance. Comme il y a vingt ans que je suis reçu, on oublie bien des circonstances qui sont pourtant essentielles. Je vais vous détailler, actes par actes, tout ce qu'un aspirant est obligé de faire parmi nous. Le premier acte, c'est la présentation ; mais auparavant de le faire, il doit avoir vu tous ses maîtres, pour les prier de signer une requête, dans laquelle il les supplie de vouloir bien le recevoir au nombre des aspirants à la maîtrise. On lui donne un jour ; la veille, accompagné du dernier maître reçu , il porte un billet de convoquation (*sic*) à chaque maître, et est obligé de donner collation au maître qui l'accompagne. Le lendemain, à l'heure indiquée, l'aspirant doit se trouver à la porte d'assemblée, en robe et collet, et à mesure que les maîtres entrent, il doit les prier de lui être favorables. Lorsque les maîtres sont assemblés et rangés suivant leur rang de réception, le lieutenant du premier chirurgien du roi ou le doyen lui dit : Que demandez-vous à la compagnie? L'aspirant doit faire un discours, dans lequel il prie la compagnie de vouloir le recevoir au nombre des aspirants à la maîtrise. On le fait sortir et on opine ; s'il doit être reçu, on passe la délibération que tous les maîtres présents signent, de même que l'aspirant ; il donne une collation dans sa chambre ; puis on lui donne deux mois de temps pour faire son acte de vie et mœurs, quand c'est un étranger, et un mois, si c'est un fils de maître. Dans cet intervalle de temps, il doit remettre aux commissaires, qu'on lui a nommés dans la délibération, son extrait baptistère, son contrat d'apprentissage, un certificat de catholicité, et d'autres certificats, s'il en a, des maîtres chez qui il aura servi. Quand le temps qu'on lui a donné s'est écoulé, il va trouver le lieutenant pour lui demander un billet de convocation, pour son acte de vie et mœurs, qu'il porte à chaque maître, après les avoir vus en personne. On fait la même demande à l'aspirant, quand il est en présence de tous les maîtres ; on le fait sortir pour examiner les pièces qu'il a données aux commissaires, et on opine ensuite. Quand il est en règle, on passe la délibération qui le renvoie à deux mois pour l'acte tentatif ou point rigoureux. Il donne de même une collation à la chambre, et, le soir, un souper aux deux commissaires, à son parrain, qu'on lui nomme dans cette assemblée, et aux officiers du corps. Il revient à chaque maître un pain de sucre pesant trois livres, et aux officiers deux, que l'aspirant doit porter.

L'acte tentatif, ou point rigoureux, consiste en demandes, telles que chaque maître juge à propos de lui faire, auxquelles l'aspirant est obligé de répondre ; elles doivent se faire sur les principes de chirurgie, sur les tumeurs, plaies, ulcères, fractures, dislocations, anatomie, opérations, et généralement sur toutes les parties de la chirurgie.

Quand il a rendu réponse à tous les maîtres, on le fait sortir pour délibérer s'il doit être admis à faire ses semaines ; si l'on n'est pas satisfait de ses réponses, on lui donne une queue de six mois, plus ou moins, pour se mettre en état de faire le même acte ; mais, si on a jugé favorablement pour lui, on passe la délibération, qui l'admet à revenir dans deux mois, pour faire ses semaines. J'oubliais de vous dire qu'un professeur distingué, réputé, de l'Université, assiste à cet acte, de même qu'au jugement des semaines, et au dernier, qui est l'acte public ou de triomphe. Les semaines sont cinq en nombre, qui font la quantité des officiers, chacun étant obligé de faire faire sa semaine à l'aspirant qui doit, du lundi au jeudi, répondre à vingt-quatre demandes tous les jours, et il doit les concher sur un cahier. Le jeudi, il fait l'opération qui lui a été donnée par l'officier, figurativement. Quand il a fini ces cinq semaines et fait cinq opérations, il est admis à l'acte du jugement des semaines. Le lundi de chacune, il donne un déjeuner, et le jeudi, une colation. Le jugement des semaines se fait quelques jours après ; on examine les demandes et les réponses qui ont été faites, et, si elles sont jugées bonnes, on passe la délibération, puis il ne reste à faire que les triduaines, la dernière desquelles se fait publiquement; on l'appelle l'acte de triomphe, qui consiste, pour l'aspirant, à répondre aux demandes que le professeur et les maîtres chirurgiens lui font, qui sont les mêmes qu'on lui a faites dans l'acte tentatif. Il doit distribuer des gants aux maîtres, et, s'il veut, aux personnes qu'il aura invitées, et un grand souper. Le même jour, nous faisons faire cet acte dans la chambre des Etats de l'Hôtel de ville. A l'égard de l'argent que doivent donner les étrangers au corps, sans compter les droits du lieutenant et ceux du greffier, ni du professeur qui assiste, nous prenons 1000 francs sans faire aucun reçu, et, pour les fils des maîtres, 300 francs.

Si vous trouvez quelque chose qui vous embarrasse, vous me ferez plaisir de me le marquer, je tâcherai de vous donner les éclaircissements, et croyez-moi avec un parfait attachement, Monsieur,

Votre très-humble serviteur,
SARRAU.

Le cérémonial suivi à Nimes était à peu près identique. Il ne différait que par les droits, qui étaient moindres de moitié, par l'indulgence des juges, qui ne savaient pas donner *une queue de six mois*, et par l'absence de distribution des gants aux maîtres. Quant à l'usage des collations et du grand souper, il existait également ; mais, comme cela a été dit, il fut supprimé en 1756. C'était là une occasion de *dépenses immenses*, qu'on décida d'éviter à l'avenir aux récipiendaires.

K. Chirurgiens nimois.

Cette note, la plus étendue de l'ouvrage, est en même temps celle qui a nécessité le plus de recherches. Au lieu de reproduire simplement le *Catalogue* dressé par Cl. Noguier et continué par A. et J. Nicolas, catalogue se bornant à donner le nom et le prénom du chirurgien, j'ai ajouté de nouveaux noms de chirurgiens qui avaient été oubliés, et fait suivre cette énumération de quelques renseignements biographiques. Je n'ai pu imiter complètement Devaux, qui a publié, au siècle dernier, un *Index funereus chirurgorum parisiensium* ; mais du moins, j'ai recueilli religieusement tout ce qui a trait aux personnages marquants, et consigné, dans les pages qui suivent, quelques indications précises sur les principaux actes de leur existence.

Pour faciliter les recherches et éviter la confusion, ces renseignements ont été distribués d'après l'ordre alphabétique, et groupés en trois périodes distinctes, correspondant aux XVIe, XVIIe, et XVIIIe siècles. Bref, il a été fait, pour les chirurgiens, ce qui avait été fait pour les médecins ; seulement, à raison du rôle plus effacé des premiers, un nombre moindre de pages sera nécessaire.

I. Chirurgiens du XVIe siècle.

Pendant cette période extrêmement intéressante pour l'historien, les médecins de robe courte, comme on désignait les chirurgiens, par allusion à leur costume de cérémonie, grandissent en considération. Ils en deviennent *glorieux*, et se croient les plus savants, les *clercs* des artisans. Il est difficile de dire jusqu'à quel point leurs prétentions sont fondées, mais il est incontestable qu'ils ont quelques raisons de s'enorgueillir. Assurément, leur savoir est extrêmement borné, mais, en fin de compte, il a sérieusement progressé. Enfin, grâce aux services qu'ils rendent journellement, ils sont devenus quelqu'un, et figurent, plus souvent que par le passé, dans les actes notariés et dans les documents historiques.

A parler en toute franchise, leur rôle, à cette époque, n'est pas encore bien considérable ; et comme, d'autre part, les baptistaires n'ont commencé dans notre ville que dans le dernier tiers du siècle, les noms à signaler ne sont pas très nombreux. J'ai pu cependant relever quelques traits sur plusieurs chirurgiens de ce siècle.

* ARNAULT DE L'HOM (1). Il reçoit, en 1522, cinquante livres comme chirurgien et apothicaire de l'hôpital. (RR. II. *Arch. mun.*)

* ASTELLIES André. Il avait épousé Delphine Garnière et en eut, entre autres enfants, Gilette, qui se maria, le 7 mars 1571, avec Hector du Désert (J. Ménard, notaire). Au moment du mariage, Gilette était orpheline.

* AUDIGIER Gilles. Il vivait à la même époque, et est cité dans une pièce. (Ménard, t. IV, *preuves*, p. 284, col. 2).

* BARBIER Jacques. Il reçoit, en 1518, cinq livres comme chirurgien de l'hôpital. (RR. II. *Arch. mun.*)

BÉRARD SIMON. A en juger par certains indices, il était considéré. Entre autres preuves, on peut citer la façon exceptionnelle dont sa mort est annoncée. Au lieu de se borner à

(1) Les noms marqués d'un astérisque (*) indiquent les chirurgiens omis dans le catalogue dressé par Cl. Noguier.

consigner la date, comme il le fait d'habitude, le mortuaire protestant ajoute : « descédé vendredy, 12 mars 1595, à une heure de l'après-midy ». Sa fille Marguerite mourut le 23 octobre 1612.

* De Brenna Guichard. Il est le premier de la communauté qui ait obtenu les honneurs consulaires; il fut même, à deux reprises, troisième consul, en 1544-45 et en 1552-53. Tandis qu'il est qualifié de chirurgien par Ménard, auquel nous empruntons le précédent renseignement, il est, dans des actes notariés, désigné tour à tour, comme perruquier et comme *mesnager*. Il est vraisemblable que le barbier-chirurgien était en même temps petit propriétaire, et que la dernière dénomination avait paru plus flatteuse pour l'amour-propre de son gendre. Ce qu'il y a de positif, c'est que le notaire s'en sert dans le testament de J. Baudan, et cette préférence pour le dire en passant, démontre que la profession de chirurgien n'avait pas encore conquis grande considération.

Quoi qu'il en soit, Guichard de Brenna ou de *Brana*, comme l'orthographient les notaires, devait avoir acquis une certaine aisance, puisque sa fille Jehanne épousa, le 14 novembre 1545, *honorable sire Jehan Baudan*, marchand, de Nismes (Jean Ursi le vieux, notaire. *Arch. départ.* 285). Il est vrai que le conjoint était veuf et avait des enfants de sa première femme, Catherine Favyer, notamment Léonarde, qui épousa peu après G. Tuffan ; mais il n'en est pas moins vrai que la future apportait une dot honorable.

On ignore la date de la mort de Guichard de Brenna ; on sait seulement qu'il eut la joie de recevoir les caresses de ses petits enfants, et qu'il tint au baptême l'un d'eux. Ce Guichard Baudan fut l'un des deux héritiers de son père, ainsi que cela ressort du testament de J. Baudan, reçu, le 16 avril 1573, par Jean Ménard, notaire. Guichard devint « maistre des ouvrages et bastiments royaux en la sénéchaussée »; il avait épousé Honorade de Vilages, et mourut le 4 juillet 1620. Il habitait le quartier de la Bocarié. *Arch. munic.* QQ. 23.

* De Furno Antoine. Nommé, en 1525, barbier et chirurgien de la ville, il avait, en cette qualité, charge des pauvres blessés, et même le soin des autres malades qui se trou-

vaient dans les hospices ; car la ville avait supprimé par économie la place de médecin des pauvres. A en juger par un document du temps, De Furno ne se montra pas à la hauteur de cette double tâche. Dans une requête présentée, en 1532, aux consuls, les pauvres exposèrent les dangereuses conséquences de ce changement, vu le peu de capacité des chirurgiens et leur ignorance en fait de grandes maladies, et en particulier des fièvres malignes. Ils remontrèrent que les médecins étaient seuls en état de conduire et de guérir ces sortes de maux ; que les chirurgiens, dirigés toutefois par les médecins, n'avaient d'expérience que dans les opérations de chirurgie, où la dextérité de la main suffisait ; que leur intervention dans les fièvres avait amené une mortalité très-grande, comme on l'avait vu, les années précédentes, par le grand nombre de pauvres qui avaient été enterrés au cimetière de Saint-Thomas. Après avoir ajouté que les malades atteints de fièvres malignes étaient bien plus dignes de commisération que les *napleux* (syphilitiques), qui devaient leur maladie au débordement de leurs mœurs, les pauvres concluaient qu'ils devaient être servis par un médecin, avec des appointements convenables.

Cette curieuse requête, que, à mon grand regret, je ne puis reproduire tout au long, reçut en partie satisfaction. Un médecin finit par être chargé des fiévreux ; mais ses appointements annuels se réduisirent à la somme de vingt-cinq livres.

Quant à De Furno, qui a motivé cette digression, on ignore ce qu'il devint ; on sait seulement qu'il laissa une nombreuse postérité.

De Furno Firmin. Suivant toute probabilité, il est fils du précédent. Il est parrain, en septembre 1571 ; et, le 15 septembre 1580, il tient au baptême un enfant de Pierre Blavignac et de Simonne Bastide.

* Du Désert Hector. Il était fils de Guillaume, avocat à la cour ordinaire de Roanne, et de demoiselle Marguerite Du Nort. Il avait perdu ses père et mère, et habitait Nimes lorsqu'il épousa, le 7 mars 1571, Gilette Astellies (J. Ménard, notaire). Il ne dut pas faire long séjour dans notre ville, car ce nom ne figure pas dans les baptistaires de l'époque.

* Dupont Jacques. D'après les comptes du clavaire, il reçoit, en 1518, dix-huit livres, pour soins donnés aux pauvres de l'hôpital. (*Arch. munic.* RR. 11).

Faget Guillaume. Beau-frère de T. Guillaumet, qui avait épousé sa sœur, il est accusé avec ce chirurgien d'avoir tiré deux ou trois coups de *serpatane* (sarbacane) sur Me Simon Dupont, de Montpellier. Ce trait caractéristique des mœurs de l'époque se trouve consigné dans les archives du Consistoire (février 1580). Il se maria à deux reprises : en premières noces, avec Catherine De Furno, veuve de Tannequin Fermillion ; et en secondes noces, avec Laurence Rousse. Quoique protestant, il est assez souvent signalé dans le livre des dépenses du Chapitre. En 1604, on trouve la note suivante : « Payé au capitaine Faget, chirurgien du Chapitre, la somme de vingt-quatre livres, pour avoir pansé trois mois une plaie à la joue, et fait le poil au prescheur et à son compagnon, et quatre fois la *couze* aux enfants de chœur ». En 1616, il reçoit huit livres, pour avoir fait le poil aux enfants de chœur. Il fut tour à tour capitaine de la garde urbaine, et consul en 1620. Il avait acquis une certaine aisance et avait prêté à la ville une somme de treize cents livres. Il dut mourir pendant la peste de 1629, car son décès n'a pu être retrouvé.

Fermillion Tannequin. Ainsi que cela ressort d'un double testament, reçu, le 29 mars 1546, par Jacques Ursi, notaire, il était le troisième enfant de sire Loys Fermilhon, marchand drapier, et d'Isabeau Galteiresse. Son frère aîné s'appelait Robert, son frère cadet, Estienne ; quant à sa sœur Catherine, elle avait épousé Bernard Olivier, marchand, de Montpellier. Tannequin, qui fut *ancien* du Consistoire pour l'année 1578, avait épousé Catherine De Furno, fille ou sœur du chirurgien Firmin; il en eut :

1° Pierre, présenté au baptême, le 1er juin 1577, par P. Accaurat, docteur en médecine ;

2° Jacques, présenté au baptême, le 9 mars 1579, par J. Fauchier, maître apothicaire ;

3° Jeanne, présentée au baptême, le 30 novembre 1580, par Jacques Mazaudier, avocat ;

4° Tannequin, présenté au baptême, le 27 mars 1583, par T. Guillaumet, chirurgien ;

5° Samuel, présenté au baptême le 27 mai 1585, par Guillaume Ducros ;

Suivant toute vraisemblance, T. Fermillion mourut peu après ; quant à sa veuve, comme cela a été dit plus haut, elle se remaria avec G. Faget.

FERMILLION Pierre. Fils du précédent, il épousa le 7 mai 1599, à l'âge de vingt-deux ans, Isabelle Gaudin, fille de Jacques Gaudin, chirurgien, et de Loyse Sudre. G. Faget et Catherine De Furno (le nom est traduit *Dufour*), beau-père et mère de l'époux, figurent dans l'acte, ainsi que sire Antoine Duprix, oncle de l'époux (1), et Me Guiraud Gaudin, oncle paternel de l'épouse (J. Ursi le jeune). Les épousailles eurent lieu au temple protestant, le 9 juin 1599.

De cette union naquirent plusieurs enfants, parmi lesquels nous citerons : Suzanne, présentée au baptême, le 2 novembre 1602, par P. Veyras, docteur en médecine, et S. De Furno ; Isabeau (2 décembre 1611), et Pierre, qui devint maître apothicaire.

P. Fermillion perdit sa femme le 22 mai 1620, et paya sa dette à la nature, le 11 août 1642. Sa maison était sise au quartier de la Bocarié. (*Arch. mun.* QQ. 23.)

GAUDIN Guiraud. Oncle par alliance du précédent, il a fait peu parler de lui. Il est parrain le 17 juillet 1583, et témoin du mariage de sa nièce. Il est mentionné dans une pièce rapportée par Ménard. (T. IV, preuves, p. 283, 2e col.)

GAUDIN Jacques. Frère du précédent, il avait épousé Loyse Sudre. Il en eut entre autres enfants : Isabelle, qui épousa P. Fermillion, et Sophronite, qui fut tenue au baptême, le 20 septembre 1587, par François Lamidie.

GUILLAUMET Tannequin. Dans un siècle où la chirurgie était confiée à des mains trop souvent ignorantes, la physionomie de Guillaumet se détache avec un certain éclat. A l'inverse de ses pareils, il a beaucoup écrit. Sans doute

(1) Elisabeth, fille d'Antoine Du Prix et de Jeanne de Furno, est présentée au baptême, le 18 février 1582, par T. Fermillion.

il n'a pas fait de découvertes ; mais ses ouvrages témoignent en faveur de l'excellence de son éducation et de son amour pour l'art chirurgical. De là l'obligation de consigner ici les quelques détails qui sont parvenus jusqu'à nous.

Son père, Gamaliel, était natif de Blois ; il avait embrassé les idées de la Réforme et s'était réfugié dans le Bas-Languedoc. On ignore où il avait étudié ; mais on sait qu'il était chirurgien, et que, pendant son séjour à Montpellier, il avait eu commerce d'amitié avec le docteur Gilbert Héroard (1), le père du futur médecin de Louis XIII. Tannequin, qui parle quelquefois de son père, ne nous en dit pas davantage ; mais nos recherches nous permettent d'ajouter qu'il exerçait la chirurgie à Sommière et qu'il s'y était marié avec Jehanne Estienne. C'est de ce mariage, et vers l'année 1548, que naquit Tannequin Guillaumet.

Après avoir reçu une éducation littéraire remarquable pour l'époque, Tannequin suivit la carrière paternelle. Il était établi à Nimes depuis quelques mois, lorsqu'il épousa Catherine Fagette, fille de feu Barthélemy de Faget et de Anthonye Reybot, ainsi que cela ressort du contrat reçu, le 3 janvier 1572, par Me Jean Ménard, notaire.

Il eut de cette union trois enfants :

1° Jacques, présenté au baptême par J. Veyras, docteur en médecine, le 12 avril 1574 ;

2° Laurence, présentée au baptême par M. de Caveyrac, médecin, le 7 avril 1576 ;

3° Marie, présentée au baptême par Jacques de la Farelle, avocat, le 2 février 1578. Après avoir été mariée à François Théremin, elle mourut le 17 juillet 1628.

Après la mort de sa femme, survenue soit pendant la

(1) Gilbert Héroard était de Montpellier, et prit ses grades en 1546. Son fils, qui portait le prénom de Jean, fut reçu docteur en 1574, et Guillaumet lui dédia son dernier ouvrage. « Je n'ai pas longtemps pensé à qui je dédierois ce mien labeur, me sentant tellement vostre obligé pour l'honneur et l'amitié quil vous a pleu me tesmoigner de vostre pure grace et libéralité. En premier lieu, a cause de l'amitié qui a esté entre noz feus pères, et laquelle il vous a pleu me continuer, ainsi que par vos libéralités m'en avez rendu suffisant tesmoignage ».

peste de 1579, soit peu après, Guillaumet se remaria à Elisabeth ou Isabeau Paulette et en eut sept enfants pour le moins (1). Ce sont :

1° Isabeau, présentée au baptême par Jacques Davin, docteur et avocat, le 6 janvier 1583. Elle mourut le 16 mai 1608.

2° Tannequin, présenté au baptême par Pons de Brignon, sieur de Saint-Doritte (Saint-Théodorit), docteur et avocat, le 20 décembre 1584. Il épousa Anthonye Maruéjols et mourut le 29 juin 1627.

3° Gamaliel, présenté au baptême par Jacques, conseiller, de Sommière, le 18 décembre 1587.

4° Guillaume, présenté au baptême par G. Faget, le 10 février 1591.

5° Estienne, présenté au baptême par Estienne de Monteils, docteur et avocat, et demoiselle Loyse, femme à M. Bompar, avocat du Roy, né le 4 janvier 1596.

6° François, né le 8 janvier 1599, présenté au baptême par François Thérémin et Madeleine du Tour.

7° Françoise, née le 29 mai 1600, présentée au baptême par Paul Paulet et Marie Guillaumette.

Tannequin a fait encore plus d'ouvrages qu'il n'a eu d'enfants ; et, s'il a laissé aux curieux le soin de relever la liste de ceux-ci, il n'a confié qu'à lui-même le soin de dresser un catalogue exact et complet de ceux-là. Il serait injuste d'en conclure qu'il préférait les enfants de sa plume aux enfants de sa chair ; il est plus juste d'en induire que, sentant la mort approcher, il a voulu rappeler, dans son dernier ouvrage, tous les fruits de sa pensée. Il n'a pas voulu davantage s'en faire un motif d'orgueil ; il a désiré simplement dresser l'inventaire de son labeur intellectuel.

1° *Le Questionnaire des Tumeurs contre nature*, imprimé à Nismes, par Sébastien Jacquy, en 1578, réimprimé à Lyon, par Benoist-Rigaud, en 1579.

(1) Cette réserve est motivée par la lecture du dernier testament. D'après cet acte, qui se trouve dans les anciennes minutes appartenant à M° Colet, notaire, Guillaumet aurait eu, en outre, Laurens et Lyonnard, dont je n'ai point retrouvé les baptistaires.

2° *Le Questionnaire des Principes de la Chirurgie,* imprimé à Lyon, par Benoist Rigaud, 1580.

3° *La dispute des Arcbusades*. Lyon, par Barthélemy Vincent, 1581.

4° *Des Arcbusades selon la doctrine nouvelle.* Lyon, par Jean Poyet, 1590 (1).

5° *Epitome des Playes,* Nismes, par Guido Malignan, 1591.

6° *Epitome des Ulcères selon la doctrine nouvelle.* Nismes, Guido Malignan, 1591.

7° *L'Ostéologie.* Nismes, Sébastien Jacquy, 1601.

8° *Le premier livre de la Cristaline, selon la doctrine nouvelle.* Lyon, Pierre Rigaud, 1611.

9° *Le livre des Ulcères selon la doctrine nouvelle.* Lyon, Pierre Rigaud, 1611.

10° *Le livre hospitalier selon la doctrine nouvelle.* Lyon, Pierre Rigaud, 1611.

11° *Le Miroir des Apoticaires, en forme de dialogue, fait au nom de Léonard Guillaumet, compagnon apoticaire.* Lyon, Pierre Rigaud, 1607.

12° *La balade des plantes,* au nom dudit Léonard. Lyon, Pierre Rigaud, 1607.

13° *La balade des drogues.* Lyon, Pierre Rigaud, 1607.

14° *La description du ventre inférieur.* Lyon, Pierre Rigaud, 1607.

15° *Traicté second de la maladie appellée Cristaline, autrement maladie indiene ou rongne espagnole.* Le tout diligemment debattu par raisons, esperiences et auctorités, par T. Guillaumet, chirurgien du Roy et doyen à Nismes. Nismes, Jean Vaguenar, 1614 (2).

(1) Guiran, dans ses notes manuscrites (B. N. 13800), signale cet auteur. « Tanneq. Guillaumet chirurgus quædam opera edidit, et inter alia libellum de modo curandi. Lugduni, 1590». Il renvoie, pour les autres, à Gesner. *Bibl. liter.*, p. 1171.

(2) Cet ouvrage est in-12, de 174 pages chiffrées, sans compter 19 feuillets préliminaires non chiffrés et 12 feuillets également non chiffrés se trouvant à la fin.

Les 19 feuillets préliminaires contiennent : 1° le titre ; 2° l'épître dédicatoire à Jean Héroard, premier médecin de Sa Majesté ; 3° advertis-

On me dispensera de donner l'analyse de ces nombreux ouvrages pour deux raisons : la première, c'est que la plupart me sont inconnus ; la seconde, c'est que ceux qui me sont connus renferment, à côté de quelques vérités, une foule de puérilités et de préjugés insoutenables. Tel est le jugement que la science moderne autorise à porter sur eux ; mais, si l'on tient compte du temps de leur apparition, de la profession de l'auteur, on sera enclin à les apprécier moins sé-

sement au lecteur ; 4° catalogue des livres qu'il a publiés ; 5° catalogue des auteurs dont il s'est aidé, ou des chirurgiens avec lesquels il a conféré, parmi lesquels se trouvent quatre médecins et cinq chirurgiens nimois. Ces derniers sont : Cl. Noguier, Léonard et François Théremin, Guillaume Faget et Pierre Fermillion ; 6° six distiques latins de Bertrand, de Sommière; 7° cinq distiques latins ; 8° le sonnet suivant, signé de J. Pistorius.

Despuis qu'un sainct desir d'obliger la nature
Incite cet autheur a surmonter l'effort
D'un mal presqu'indompté qui, redoublant la mort,
A l'estre à la couleur du cristal se mesure.

Quoy que souventes fois, s'efforçant à la cure,
Esculape aye dict, j'empescheray l'abort.
Le cristal n'est du tout au diamant si fort.
A la force du bouc, le diament (*sic*) ne dure,

Son sang le faict briser en mille et mille esclats.
Le cristal moins glacé ne se froissera pas ?
A la fin toutes fois confus : la destinée

Dedans le firmament par pitié la placé.
Les Dieux, pour plus d'honneur, ont Tannequin posé
Sur le ciel cristalin, hors la voute azurée.

et enfin : 9° un sonnet signé A. Cassagne, de Nismes.

Les douze feuillets terminaux non chiffrés, sont occupés par : 1° la table des matières ; 2° une pièce de vers français, d'André du Solier, lieutenant au siège royal de Sommière, et 3° une pièce de vers latins, signée J. Vilarius. J. V. D.

Cet ouvrage existe à la bibliothèque de la Faculté de médecine de Montpellier, et à la bibliothèque municipale de notre ville. L'exemplaire qui se trouve à Nimes porte de la main de l'auteur *Dono Auctoris.* Au dessous de la signature de Chambon, qui paraît avoir été le premier possesseur, on lit : « A moy donne par l'auteur, à la ville de Nismes.»

vèrement. Sans doute le praticien n'a rien à y apprendre, mais le curieux y trouve à glaner des renseignements intéressants (1). Ces ouvrages sont, du reste, ou perdus ou rarissimes. La Bibliothèque municipale, si riche en documents de ce genre, en possède un seul spécimen, et tout récemment, dans un catalogue mensuel de *Saint-Denis et Mallet*, l'un d'eux, *le Miroir des Questions pharmaceutiques*, se trouve coté à un prix tellement exorbitant que chaque page revient à plus d'un franc. Inutile d'ajouter que j'ai laissé aux curieux de profession le soin de l'acquérir. La Ballade en vers des *Herbes, du Foye, des Rognons, des vaisseaux spermatiques* chez l'homme et chez la femme, a beau être fort plaisante et récréative, elle ne saurait avoir le moindre attrait pour un praticien (2).

Cet ouvrage était, du reste, pour lui une plaisanterie, et la meilleure preuve qui puisse en être donnée, c'est qu'il a été publié sous le nom de son fils Léonard, compagnon pharmacien. C'était pour Tannequin une sorte de diversion à ses travaux professionnels; car, à raison de sa position et de sa

(1) Dans sa réplique à la réponse du docteur J. Veyras, Guillaumet parle d'une femme enceinte tuée par le tonnerre, et dont cependant l'enfant ne *souffrit rien*. (Sue, *Essai historique sur l'art des accouchemens*. Paris, 1779, t. II, p. 70).

(2) D'après ce catalogue, les titres des numéros 11, 12, 13 et 14 offriraient de notables différences avec les titres donnés par Guillaumet lui-même dans la liste que nous venons de reproduire. Voici, du reste, comment se trouve libellée l'annonce bibliographique.

2818. GUILLAUMET. *Le Miroir des questions pharmaceutiques*, servant à toutes sortes de jeunes gens qui désirent parvenir à la cognoissance de la pharmacie, avec une ballade fort plaisante et récréative sur les herbes, drogues et plusieurs parties du corps humain, dédié au sire Henry Ronsier, maître apoticaire en la ville de Béziers, par Léonard Guillaumet, compagnon pharmacien, natif de Nismes. Lyon, Pierre Rigaud, 1607. Petit in-12 carré, relié neuf. Jolie rel. en maroq. rouge, fil., tr. dor. Bel ex. (rel. par Thomas)...................... 75 fr.

Petit livre rarissime. Les 40 premières pages roulent sur la pharmacie. A partir de la page 41, on trouve en vers la ballade des Herbes, du Foye, des Rognons et des vaisseaux spermatiques chez l'homme et chez la femme.

renommée, les occupations ne lui manquaient pas. A l'exemple des impuissants, il ne se targue point de celles-ci pour laisser chômer sa plume ; car, pour lui emprunter son langage, de pareilles assertions sont de « véritables piperies ». Arrivé au déclin de la vie, il ne s'autorise pas davantage de ses années pour vivre dans l'oisiveté ; au contraire, il trouve dans celles-ci de nouveaux motifs pour écrire. « Puisque, par la grace de Dieu, nous sommes parvenu à une si haute vieillesse, ce nous eust été une grande honte et reproche d'avoir caché nostre petit talent et pratique ». En terminant son *Traicté second de la maladie appellée cristaline*, daté « de son estude, samedi 27 septembre 1614, feste des saints Cosme et Damien », il projette encore de donner au public deux nouveaux livres. Quoiqu'il ait vécu encore quatorze ans, il ne paraît pas avoir rempli sa promesse. Vaincu par les infirmités, ce travailleur infatigable fut forcé d'abandonner la plume longtemps avant de quitter la vie. Le 30 janvier 1618, il dicte son testament à Me Isaac Barre, notaire (1) ; mais, en dépit de cette précaution, son existence se prolonge en-

(1) Voici un extrait de ce testament, dont je dois la connaissance à M. Charles Sagnier. « Au nom de Dieu soit et à tous presans et advenir notoire que, l'an mil six cens dix-huit et le trentiesme jour de janvier apres midy, Loys, par la grasse de Dieu roy de France et de Navarre regnant, en presence de moy, notaire royal soubsigné, et tesmoins dans escripts establis en leurs personnes, Me Tannequin Guillaumet, chirurgien, et Ysabeau Paulette, mariés, habitans de la presante ville de Nismes, lesquels, considerans ny avoir rien plus certain que la mort ny chose plus incertaine que l'heure d'icelle, estant en leur bon sens, mémoire et entendement, comme aussy en bonne santé de leurs personnes, ainsy quil nous a apareu à nous, notaire et tesmoins, vollant prouvoir aux indempnités futures de ce monde, afin que, apres leur deces, entre leurs enfans et leurs parans ne soit guestion (*sic*) ny différant a raison des biens quil a pleu a Dieu leur donner en ce monde. C'est pourquoi le sieur Guillaumet et Paulette, mariés, testateurs, de leur bon gre, pure et franche vollonté, ont fait leur testament et disposition et dernière vollonté nuncupatives, en la forme et manière que sensuyt. Et premierement, ont recommandé leur ame à Dieu, esperant, lorsqu'icelles seront separées de leur corps, les voloir recepvoir en son royaulme celeste de paradis par le moyen de son fils Jésus-Christ, quy a prins mort et passion

core pendant bien des années. Il s'éteignit seulement le 14 décembre 1628, âgé de quatre-vingts ans passés.

Outre les ouvrages dont il vient d'être parlé, Tannequin Guillaumet laissa un journal manuscrit, où il a consigné les principaux faits dont il a été le témoin. Cette chronique, que Ménard a insérée dans son *Histoire*, commence au 11 février 1573 et finit au 15 août 1601, sans donner toutefois le récit de tous les évènements qui se sont succédé. Ces nombreuses interruptions, ainsi que le titre de chirurgien du Roy, ont fait penser à M. Michel Nicolas, que Guillaumet avait été attaché au roi de Navarre, en qualité de chirurgien, et qu'il avait continué à en remplir les fonctions après que ce prince fut monté sur le trône de France. D'après nos recherches, Guillaumet n'a point quitté notre ville ; il s'y est marié deux fois, il y a eu une nombreuse postérité, et y a tenu au baptême une longue série d'enfants. Quant au titre de chirurgien du Roi, il était purement honorifique ; il était porté dans chaque ville par le chirurgien qui en acquérait la charge à beaux deniers comptants. Le titulaire n'était nullement le chirurgien de la personne de Sa Majesté ; il était simplement le chef reconnu de la Compagnie des maîtres chirurgiens résidant dans la ville où il exerçait, et avait, entre autres privilèges, celui de faire les rapports de justice.

pour tous, eslizant la sepulture de leurs corps en la facon de ceulx de la Religion refformée à la discréption de leurs héritiers soubs nommés ».

Après ce préambule, viennent les dispositions testamentaires des époux Guillaumet.

Ils maintiennent la donation de deux mille cinq cents livres faite, le 10 mars 1617, à leur fils Tannequin, lors de son mariage avec Anthonye Maruéjols, quoiqu'il s'en soit rendu indigne « par deshobeyssance par lui comise, s'estant ja séparé de la maison paternelle et contrevenu à cet quil avoit promis ». Ensuite ils lèguent trois livres aux « vrayment paoures de Jésus-Christ », deux cents livres à Laurens et à Lyonnard leurs enfants, et à chacun de leurs autres parents ayant ou prétendant droit sur leurs biens, *deux sols six deniers*, et enfin ils instituent pour légataire universelle leur dernière fille, Françoise Guillaumet.

Ce testament est fait dans la boutique des testateurs, en présence de huit témoins, qui tous ont signé, à l'exception d'un laboureur. Quant aux testateurs, il n'y a que le mari qui ait apposé sa signature.

Tels furent la vie et les ouvrages de Tannequin Guillaumet. Si, dans ces derniers, il est resté de son temps par l'excès de sa crédulité, on doit lui savoir gré de ses efforts pour la découverte de la vérité. Son apport n'a pas été, il est vrai, à la hauteur de ses visées ; ses œuvres sont mortes et n'ont plus aujourd'hui qu'un intérêt de curiosité ; mais néanmoins sa vie restera comme un exemple de labeur persévérant et d'incessante activité.

* JOSSAN Jérôme, chirurgien, reçoit cinq livres pour l'année 1532 (Compte du clavaire).

NOGUIER Claude. Il avait épousé Isabeau de Vaux et en eut, entre autres enfants, Marie, dont L. Théremin fut le parrain, le 12 septembre 1593. En octobre 1594, il est appelé, avec son apprenti, par devant le Consistoire, pour « travalher à coupper les cheveulx le dymenche». Son fils, son petit-fils et son arrière-petit-fils ont été, comme lui, maîtres chirurgiens, et ont exercé leur art dans notre ville. C'est au petit-fils qu'est dû le catalogue des maîtres, dont il a été parlé plusieurs fois.

* POTIER Jacques. Il s'était marié à Antoinette Jacquette, et est cité dans les preuves de Ménard, pour l'année 1573.

THEREMIN Léonard. Quoique les Theremin aient joué à Nimes un rôle considérable, on n'a pu trouver aucun renseignement sur leur origine. On sait seulement qu'ils étaient étrangers à la cité, et appartenaient à la religion catholique. Leur foi n'était pas cependant très-robuste, témoin le passage suivant, extrait des archives du Consistoire.

Mercredy 1er julllet 1587. « S'est presenté au Consistoire, Léonard Theremin, pour estre receu en la compagnie de ceulx de l'Eglise refformée ; a promis y vivre et mourir, et faire office de vray chrestien. A este receu et se présentera à l'église quelques jours de là » (1). Si l'on consulte les baptistaires des réformés, on le voit figurer quelquefois comme parrain. Ainsi, le 6 décembre 1587 et le 23 mai 1588, il présente un enfant au baptême.

(1) Cette circonstance me porte à penser que Léonard Théremin ne descendait point du Céphas Théremin, qui, d'après la *France protestante*, aurait reçu à Genève, vers 1554, l'*imposition* des mains de Calvin.

Son rôle comme chirurgien se manifeste dans les passages suivants que je me borne à mentionner. En 1588, il touche vingt livres pour avoir pansé les blessés des troupes assiégeant le village de Marguerittes. (*Arch. mun.* RR. 12). En 1594, il embaume l'Evêque de Nimes, Raymond Cavalezi, et reçoit, pour cette délicate opération, trois écus d'honoraires.

Marié à Mademoiselle Madeleine Du Tour, fille d'Estienne Du Tour, maître apothicaire, il en eut :

1° Estienne, né le 18 août 1694, présenté au baptême par sire Estienne Du Tour et Mademoiselle Françoise de Monteils ;

2° Loyse, née le 25 octobre 1595 ;

3° Marie, née le 1er novembre 1597 ;

4° Céphas, né le 25 janvier 1600 ;

5° Tristan, né le 21 janvier 1601, présenté par noble Tristan de Brueis de Saint-Chapte, et Mademoiselle Bernardine d'Airebaudouze ;

6° Pierre, né le 11 avril 1604, présenté par P. de Baumefort, Sr de Brissac, conseiller du roy au présidial, et demoiselle Marthe de Baudan.

Léonard habitait le quartier de Méjan. (*Arch. mun.* QQ. 27.)

Nommé lieutenant du premier chirurgien du Roy (12 mai 1618), il céda cette charge, en 1633, à son fils Tristan. Il perdit sa femme le 28 décembre 1635. Quant à lui, il mourut le 26 février 1640, ainsi que cela ressort des mortuaires de la paroisse Saint-Castor.

THEREMIN François. Frère cadet du précédent, il habitait avec lui et fut son élève de prédilection. Reçu chirurgien de la ville en 1598, il épousa, la même année, Marie Guillaumet, fille aînée de T. Guillaumet. Il eut de cette union :

1° François, né le 20 septembre 1599, présenté au baptême par T. Guillaumet et Madeleine Du Tour.

2° Léonard, né le 20 octobre 1600, présenté au baptême par Léonard Theremin et Cephase Paulette.

3° Jacques, né le 12 juin 1606, présenté au baptême par J. Mouléry et Marie de la Croix.

4° Michel, né le 14 décembre 1608, et mort quinze jours après.

5° Claude, née le 9 décembre 1609, présentée au baptême

par Anne Rulman, avocat, et Claude de la Croix, femme à M. Philippe Cappon.

6° Antoine, né le 20 février 1611.

7° Guilhaume, né le 17 janvier 1614.

François possédait une vigne au quartier des Arènes. (*Arch. mun.* QQ. 26.) Il habitait, avec son beau-père, dans une maison faisant le coin de la place de la Trésorerie. Il mourut à la fleur de son âge, le 31 mai 1616.

* VEISSIER Raymond. Il avait épousé Guillemette Symone (*Arch. mun.* QQ. 8. Compoix de la ville de Nimes et de son taillable pour 1544).

* VERGIER Antoine. Dans l'*accord* passé entre ce chirurgien et les Consuls nimois, au sujet de la peste de 1564, on lui donne le sobriquet de *Pignon*. Cette circonstance m'a paru démontrer, d'une façon significative, qu'il était antérieurement établi dans notre ville. Sa conduite fut, dans le cours de cette terrible épidémie, tout à fait irréprochable, et les documents du temps rendent pleine justice à son dévouement.

* VERGIER Jean. Fils du précédent, il dut à la réputation qu'avait laissée son père d'être choisi pour combattre l'épouvantable épidémie de 1579. Quoiqu'on en ait singulièrement exagéré les ravages, elle fut des plus meurtrières. S'il fut impuissant à en prévenir les conséquences, J. Vergier se montra du moins à la hauteur des circonstances, et c'est sur sa narration que J. Suau, son beau-frère, a composé l'ouvrage qu'il a écrit sur la peste.

* VILLAR Bernard. Né au Bourg-Saint-Andéol, il était venu, en 1527, à Nimes, pour servir les pestiférés. Il touchait huit livres tournois payables à la fin de chaque mois. Il ne pouvait rien prendre des pauvres gens ; mais il devait être payé par ceux qui *avaient de quoy, à la dicte des consulz et des maistres en la communauté des cirurgiens de Nismes.* (Délib. de l'Hôtel de Ville. Registre K. 4.)

II. Chirurgiens du XVIIe siècle

Pour cette époque, nombreux sont les chirurgiens dont le nom est parvenu jusqu'à nous ; mais rares sont ceux qui ont droit à une véritable biographie. Incontestablement, ces diverses générations sont supérieures à celles qui les ont précédées ; mais les hommes de marque font défaut parmi elles. Sans doute l'instruction première est moins défectueuse que par le passé ; sans doute le niveau des connaissances est arrivé à un degré plus élevé ; mais, si l'on a à signaler quelques progrès professionnels, combien ne constate-t-on pas de regrettables lacunes ?

Nonobstant ces nombreux *desiderata*, les chirurgiens ont grandi en estime et en considération. Sans renier leurs modestes ancêtres, ils ont mis à profit les édits royaux. Ils ne s'appellent plus barbiers, mais bien maîtres chirurgiens : « il y a de l'argent chez eux, il y a même de la gloire ». Aussi, plus souvent que par le passé, ils obtiennent les honneurs consulaires. Avec l'aisance est venue l'ambition ; mais avec elle n'est point encore venue l'émulation, ce sentiment généreux d'où ont procédé tant de découvertes.

Ce sont là les traits caractéristiques de cette époque ; aussi comprendra-t-on que nous passions rapidement sur les individualités qui n'ont fait parler d'elles ni en bien ni en mal. Mieux vaut une simple énumération que la reproduction monotone de détails sans importance.

* Affre Louis. Avec C. Monier, il assiste, le 10 septembre 1675, à un baptême. Il mourut à l'âge de 50 ans, le 21 novembre 1696.

* Andiol François. « Fils de Jacques. Il fut occis par un coup d'épée ». (*Mortuaire de la Cath.*, 2 avril 1643.)

* Audibert Jacques. Il mourut, le 2 septembre 1708, âgé de 45 ans. En 1702, il payait une livre de taxe. (*Arch. mun.* PP. 2).

* Audruzet Louis. Epoux de Marthe Dantan, il en a un enfant, le 8 décembre 1665.

* Badel Claude. Il était du lieu de Condé, près de Nancy. (*Mort. Cath.*, 26 juin 1634).

Bastit Jean. Fils de Jean et d'Isabeau de Monte, il épousa, le 2 juillet 1658, Jeanne Davière, et en eut Gédéon (26 août 1658), Claude (2 mars 1660), Jacques (3 février 1661). Il remplaça Barthélemy Mitier comme lieutenant du premier chirurgien du Roy, et mourut à l'âge de 55 ans, le 6 octobre 1688. Il avait été nommé troisième consul pour l'année 1683, et habitait dans la rue Orbe. (*Arch. mun.* QQ. 39).

Bastit Gédéon. Suivant toute vraisemblance, il était le frère aîné du précédent. Mais, faute d'avoirretrouvé son baptistaire, on émet cette hypothèse sous toutes réserves. Il fut reçu maître le 24 août 1647, par devant M. de Rochemore. Il épousa Françoise Mitier et en eut plusieurs enfants, notamment Jean, qui marcha sur ses traces. En 1650, il était syndic de la communauté et chirurgien de l'Hôtel-Dieu, et, douze ans après, il fut nommé troisième consul. Sa veuve, qui survécut à tous ses enfants, mourut seulement le 21 décembre 1710.

Bastit Jean. Né le 25 juillet 1650, du précédent, il fut tenu au baptême par J. Bastit, prêtre, et par sa grand-mère maternelle. Reçu maître, il habitait le faubourg des Prêcheurs, et figure souvent comme témoin dans les actes curiaux de Saint-Charles. Le 29 avril 1682, il épousa Catherine Labric. Son fils Jean, baptisé le 9 mai 1683, eut pour parrain J. Bastit lieutenant du premier chirurgien du Roy et troisième consul, et pour marraine sa grand-mère, Françoise Mitier. P. Parran, bourgeois, deuxième consul, et Ant. Euzéby, quatrième consul, assistèrent à la cérémonie.

Ce chirurgien mourut le 9 septembre 1686 ; quant à sa veuve, elle se remaria, l'année suivante, avec J. Roque.

Bastit Gédéon. Né le 26 août 1658, de Jean et de J. Davière, il fut reçu à 19 ans maître chirurgien. Marié à Catherine Jonquière, il en eut plusieurs enfants et mourut seulement le 5 février 1731. Avec lui s'éteignit le nom de Bastit, qui a joui d'une grande considération. Il avait été consul en 1697, en 1706, en 1718 et en 1724.

* Boullonne David. Marié à Suzanne Bruguier, il en eut, le 31 janvier 1676, Jean.

Bourguet Guillaume. Marié le 17 janvier 1689, à Catherine Bérard, il en eut plusieurs enfants. L'un d'eux eut pour parrain noble Jean de la Gorse, s[r] de Gajan (29 mars 1697.)

Bousquet Pierre. Epoux d'Olympe Bourguette, il en eut, le 25 septembre 1691, Pierre, qui embrassa la carrière paternelle. Antoine, qui fut quatrième consul en 1698, était frère de ce chirurgien.

Bouzanquet Pierre. Le 3 juillet 1662, il épousa hors les murs Delphine Lombarde. Il en eut plusieurs enfants, parmi lesquels nous citerons Siméon, présenté au baptême, le 25 janvier 1672, par S. Vachon, docteur médecin, et Bernardine de Duranty, veuve de S. Baux. Estienne Duranty, docteur en médecine, et François d'Albiac, docteur et avocat, assistèrent à la cérémonie.

Brizau Jean. Originaire de Saint-Paul-Trois-Châteaux, en Dauphiné, il paraît avoir quitté notre ville peu de temps après sa réception, qui eut lieu le 14 septembre 1679.

Brun Pierre. D'après le *Catalogue*, il aurait été reçu maître après G. Bastit; mais on n'a pu trouver la date de sa réception. Il mourut le 3 septembre 1681.

Cabot Michel. Originaire de Saint-Gilles, il épousa, le 26 juillet 1620, Hestor (Esther) Termine. L'Evêque lui accorda à cet effet des dispenses.

Chambon Pierre. Il épousa, le 26 décembre 1635, Marie Courrette, et en eut plusieurs enfants, dont deux embrassèrent la profession paternelle. Il mourut le 30 janvier 1657.

Chambon Gaspard. Fils du précédent, il épousa, le 1er septembre 1661, Louise Pouline ou Poulain. L'un de ses enfants (6 décembre 1665) eut pour marraine Françoise de Vignolles, femme de Mr de Castelnau.

Chambon Antoine. Egalement fils de Pierre, il avait épousé Marguerite Courbes et habitait rue Nouvelle (*Arch. mun.* QQ. 39). L'un de ses fils, qui, comme lui, s'appelait Antoine, devint chirurgien et abjura la religion protestante, le 19 avril 1712 : il avait épousé Suzanne Issoire, le 20 octobre 1699.

* Chardon Godefroy. Originaire de Langogne, il avait 28 ans lorsqu'il épousa, le 12 février 1676, Alix Poudevigne.

Chirol Pierre. Originaire du lieu de Fouilhet, près Thonnens en Agénois, il avait 22 ans lorsqu'il épousa, le 12 Mars 1674, Marguerite, fille de son collègue Gay.

Courbes Guillaume. Il avait 25 ans, lorsqu'il épousa Madeleine Guionne. Son beau-frère, A. Chambon, assista au mariage, qui eut lieu le 10 décembre 1672. Il vivait encore en 1723. Baux le cite. (Observ. méd. n° 55).

* Cousin Etienne figure dans les mortuaires de Saint-Castor, à la date du 9 juillet 1640.

DOULCET Jean. Il mourut le 30 avril 1636.

DOULCET Jean-Jacques. Fils du précédent, il épousa, le 14 juin 1627, Françoise de Noguier, et mourut le 14 octobre 1638.

DUPONT Louis-Michel. Originaire de la paroisse de Combrée, au pays d'Anjou, il avait fait son apprentissage à Paris sous André Deguerre; et, après avoir longtemps exercé, s'était fixé à Nimes. Reçu maître le 30 septembre 1661, il épousa, le 27 avril 1666, Catherine Cussonne. Au bas de l'acte, on relève la signature du docteur Tartaÿs et de Bonzon, Me apothicaire. L'un de ses enfants (3 novembre 1669) fut tenu au baptême par noble François du Caylar de Toiras, et Mme Angélique de Rochemaure. Dupont paraît avoir joui d'une grande considération. Il acquit la charge de lieutenant de premier chirurgien du Roy.

FREGEVISE François. Reçu en 1641, il épousa en premières noces Françoise Noguière (8 avril 1642), et en secondes noces Judith Sauze (21 septembre 1655.) L'un de ses enfants (30 janvier 1672) fut tenu au baptême par P. Borély, docteur en médecine, et par Catherine Odo, veuve de Tristan Fontfroide; un autre (2 avril 1675) le fut par noble Albert de Baudan, seigneur de Villeneuve, et J. de Granier, femme de Charles de Barnier, conseiller en la cour présidiale.

Fregevise habitait le quartier de la Bocarié (*Arch. mun.* QQ. 41). Il mourut le 10 juillet 1680, et fut accompagné à sa dernière demeure par ses collègues, Cl. Noguier, L. Verdety et P. Sales.

GALAFRÈS Louis. Originaire de Saint-Chapte, il épousa, le 28 février 1652, Madeleine Puech. Le 9 décembre 1665, il fut nommé, par le Consistoire, ancien pour l'année 1666, et eut, à ce titre, la surveillance du quartier de la Couronne. Son frère Jacques tenait le *Logis de Montpellier* et venait d'être nommé consul, lorsqu'il mourut, le 26 décembre 1674.

GAUDIN Jean. Epoux de Marguerite Laussel, il est qualifié dans les actes curiaux de chirurgien de l'évêque Denys Cohon. Il avait 55 ans, lorsqu'il mourut, le 3 octobre 1702.

GAUDIN Mathieu. Fils du précédent, il naquit le 24 novembre 1676 et eut pour parrain Planes.

GAY Mathieu. Il exerçait à Manduel, lorsqu'il épousa, le

15 septembre 1652, Magdeleine Auvellière. Poussé par sa femme, qui appartenait à la bourgeoisie, il compléta son éducation professionnelle et se fit recevoir maître, le 23 octobre 1658. Le Consistoire lui confia le soin de ses pauvres malades (1679 à 1685), et lui donnait pour ce service 40 livres par an. Il mourut, le 6 juin 1691, âgé de 66 ans. Gay paraît être arrivé à l'aisance. Une de ses filles épousa Arnaud Sorbier, avocat.

GIROUIN Marc. Fils d'un marchand canabassier de Lunel, il était apprenti lorsqu'il épousa, le 8 juillet 1664, Madeleine Puech, sœur d'un marchand de soie. Il se fit recevoir maître trois ans après. Un de ses enfants, baptisé le 24 décembre 1674, eut pour parrain *Antoine Boyer*, maître chirurgien de Paris.

* GONTIER Raymond. C'est le seul chirurgien qui soit sorti d'une classe relevée, puisqu'il était fils d'un avocat. Le 2 juin 1687, il épousa la fille d'un notaire de Caveirac, et en eut Rose-Catherine, le 22 mars 1688. Le 5 octobre de la même année, il assista au mariage de François d'Albiac.

GOUBIN Jean. Ce nom obscur rappelle, avec une noble conduite, un bel acte de dévouement. C'était en 1649. La peste venait de pénétrer dans les murs et avait déjà fait quelques victimes, lorsqu'un aspirant chirurgien s'offrit courageusement pour la combattre. Ses services furent acceptés, mais, plus heureux que Jacques Guilhaud (V. plus bas), Goubin échappa à la contagion.

L'épidémie terminée, la ville s'occupa d'acquitter sa dette de reconnaissance ; mais, au lieu de lui décerner une couronne civique comme on l'eût fait à Rome, elle accorda à Goubin la maîtrise de son art, c'est-à-dire le droit de lever boutique, de pendre enseigne et bassins, comme le faisaient les chirurgiens reçus par leurs pairs.

Cette décision ne plut pas à tout le monde, et mécontenta en particulier les maîtres existants. Non sans quelque fondement, ils virent, dans cet acte municipal, un empiètement sur leurs privilèges, et, s'appuyant sur ceux-ci, obtinrent de faire fermer la boutique de Goubin. Le conseil politique prit la défense de son protégé (1654), et fut assez puissant pour le faire triompher.

Quant à la science de Goubin, elle ne paraît point avoir été à la hauteur de son dévouement. Il épousa, le 5 mai 1657, Catherine Blachière, de Lunel, et en eut de nombreux enfants. L'un d'eux fut tenu au baptême (18 avril 1675) par noble Rostang de Bonnail et Suzanne de Rulman, femme de Richard, avocat. Le Consistoire, à la date du 5 octobre 1678, accorde à la veuve de Goubin la somme de quinze livres.

GOULET Jean. Il fut chirurgien de l'hôpital en 1626.

GOUTELLE ou COUTELLE Jacques. Reçu à Paris, par le fameux Félix, premier chirurgien de Louis XIV, il fut syndic de la communauté en 1696-98, et juré royal en 1700. Originaire de Tresques (diocèse d'Uzès), il avait épousé Jeanne Savi, et en eut plusieurs enfants, entre autres Louise, qui épousa, le 11 février 1709, Robert Camproux, bourgeois. En bon parent, il avait appelé auprès de lui une grande partie de sa famille; mais Antoine et Alexandre, moins bien doués que lui ou plutôt moins instruits, ne recueillirent qu'une part de sa succession. Il est douteux qu'ils se soient fait recevoir maîtres par la communauté nimoise; il est vraisemblable qu'ils exerçaient en vertu du titre qu'ils avaient obtenu à Uzès. Habitant le faubourg des Prêcheurs, ils figurent fréquemment dans les registres curiaux de cette paroisse, de 1697 à 1730.

* GUILHAUD Jacques. Originaire de Chatellerault, il épousa, le 9 juillet 1640, Jeanne Barrière. Il mourut peu après, emporté par la peste, qu'il combattit courageusement.

GUILHES Pierre. Il avait épousé Anne Bouette, dont il eut Françoise (6 octobre 1670), qui se maria à un confiseur, et Suzanne (22 mars 1672), qui devint la femme d'un ouvrier en bas. Je relève en passant ces unions modestes, afin de montrer que leur père était loin d'avoir fait fortune. Il avait été reçu le 26 novembre 1664.

LAGET Pierre. Natif d'Orange, il épousa Françoise Bonnaud, le 18 juillet 1649, et, comme le précédent, n'a point fait parler de lui.

LAUGIER Louis. Originaire de Forcalquier, il a été le chef d'une famille de chirurgiens nimois. Il épousa, le 2 mars 1658, Dauphine Mazelle, et en eut quatre enfants. Il mourut le 26 avril 1685 ; il avait été reçu maître en janvier 1669.

Laugier Louis. Fils du précédent, il naquit le 18 septembre 1670, et épousa, à l'âge de vingt-six ans, Elisabeth Guillaumet. Il en eut, entre autres enfants, Jacques, qui, devenu maître chirurgien à son tour, eut une certaine réputation au XVIIIe siècle.

Levieux Théodore. Ses frères Jean et Daniel étaient orfèvres, et un autre frère, Charles, était chirurgien, mais ne paraît pas avoir exercé à Nimes. Quoi qu'il en soit, Théodore s'y maria, le 14 janvier 1644, avec Claire Ricard, et y mourut le 3 septembre 1672. A s'en référer à son enquête de mœurs, les personnes qui la lui délivrèrent se défiaient de sa capacité ; ce qui indigne la communauté ; car, ajoute le registre, «ces personnes ne connaissent pas la médecine». Il fut reçu maître en chirurgie en 1647, à la suite d'un procès et d'une foule d'incidents qu'il serait trop long de raconter.

* Milony Mathieu, « dict Scipion de Marseille, de la ville de Vias (?), en Provence, opérateur de Mgr le duc de Guise, obiit le 18 septembre 1635 ». Cette note, trouvée dans le mortuaire de Saint-Castor, est tout ce qu'on sait de ce chirurgien. Je ne l'ai reproduite que pour donner une image plus nette de la chirurgie à cette époque. C'était, suivant toute vraisemblance, un de ces opérateurs ambulants qui parcouraient le royaume pour soigner les cas désespérés ou les malades abandonnés par les chirurgiens de la ville. Quant à son titre d'*opérateur de Mgr le duc de Guise,* on ne saurait dire s'il était réel ou fictif.

Mitier Barthélemy. A plusieurs reprises, il a été parlé de ce chirurgien ; aussi, pour ne pas me répéter, je me bornerai à consigner ici ce qui a été passé sous silence.

Né à Arles, vers 1602, Barthélemy fit son apprentissage dans cette ville et s'y maria avec Mlle Isabeau Gautier, fille d'un maître chirurgien. Il vint s'établir à Nimes peu après, puisqu'il est parrain le 21 août 1633 et a signé, le 5 septembre de la même année, à la réception de J. Pinet. Peu après son arrivée, il fut désigné pour chirurgien de l'hôpital, et remplit ces fonctions pendant les années 1633, 1635 et 1638.

Intelligent et actif, il ne tarda pas à acquérir une grande réputation, et mit à profit son aisance pour donner à ses enfants une éducation soignée. On a vu que son fils aîné avait été tour à tour apothicaire et docteur en médecine ; quant au second, il embrassa la carrière paternelle. Ses filles ne furent pas moins favorisées : l'une d'elles épousa Gédéon Bastit, dont il a été parlé plus haut ; l'autre se maria à P. Guérin, secrétaire en la cour royale et sénéchaussée de Beaucaire. Tous ces indices, et d'autres qui m'échappent en ce moment, établissent que ce chirurgien valait mieux que ses pairs. Sans doute, pas plus qu'eux, il n'a rien écrit ; mais, dans les documents de l'époque, il est celui dont le nom revient le plus fréquemment ; et, partant, on est, en toute logique, autorisé à conclure qu'il a dû jouer un rôle plus considérable.

Cette prééminence, quelque réelle qu'elle fût, a été cependant insuffisante pour effacer les distances existant entre le chirurgien et le médecin. Dans cette société essentiellement aristocratique, celui-ci a toujours le pas, en vertu de son grade de docteur, tandis que celui-là, par le fait de son origine, n'apparaît qu'en seconde ligne. Malgré son mérite personnel, l'étendue de ses services, il est impuissant à s'élever au-dessus de certaines limites ; et, quoi qu'il fasse, il est, de par les conventions sociales, condamné à rester l'inférieur de l'homme médiocre, placé par l'éducation dans une classe supérieure. C'est là, sans doute, un fait aujourd'hui bien établi ; on me permettra néanmoins d'en relater une nouvelle et curieuse preuve.

Un médecin eût été blâmé par ses collègues, s'il se fût assis à la même table qu'un chirurgien, et la chose était tellement notoire qu'elle avait franchi les murs des couvents. De là une nuance dans les procédés des Révérends Pères, suivant qu'ils veulent honorer l'une ou l'autre profession. Par exemple, ils enverront un cadeau au médecin (deux onces de safran dans un cas) tandis qu'ils donneront à dîner au chirurgien. Le livre des *Recettes et dépenses* des Pères Carmes nous apprend, avec le menu, la date du dîner qui eut lieu, le dernier dimanche de carnaval de l'année 1664, et le nom des invités. C'étaient Mitier et G. Bastit, chirurgiens, J. Plasses, libraire, et Séguret, notaire. Quant au menu, il était des plus modestes, puisqu'un chevreau en constituait le plat principal. Le seul luxe était dans la présence de deux chirurgiens ; mais j'ai trouvé l'explication de cette circonstance en voyant figurer, pour l'année 1667, la somme d'une livre neuf sous « donnée au sieur Bastit, chirurgien, partant pour Lyon, qui avoit fait le poil pendant un an ». Il est donc vraisemblable que ce dernier faisait les fonctions de barbier, alors que les actes de caractère chirurgical étaient dévolus à son beau-père.

B. Mitier eut, pendant sa vie, tous les honneurs auxquels il pouvait légitimement prétendre. Il fut à trois reprises consul : en 1652, en 1659 et en 1670, et devint, en 1656, le chef de la communauté des chirurgiens. Pendant vingt ans, il sut faire respecter son autorité, et mourut le 10 février 1676.

MITIER Gédéon. Fils du précédent, il naquit le 29 octobre 1653. Reçu maître à l'âge de vingt et un ans, il épousa, l'année suivante (12 septembre 1675), Claudine Pouzol, fille d'un marchand d'étain, et en eut de nombreux enfants, parmi lesquels *Aimé*, dont il sera parlé plus loin. Avant de s'établir, « il avait parcouru les meilleures villes du royaume ».

Gédéon eut une carrière très-honorable ; mais, comme opérateur, il ne paraît pas avoir eu la même réputation que son père. Il était cependant chirurgien de l'Hôtel-Dieu (il reçoit à ce titre, en 1707, la somme de 50 livres pour traitement annuel) et ne dédaignait pas les observations scientifiques. Baux le cite, dans son recueil d'Observations, à propos d'un abcès du foie. Ayant ouvert le cadavre d'un homme, mort à l'Hôtel-Dieu d'une fièvre maligne, il aurait trouvé une cicatrice de deux lignes de profondeur, sans qu'il eût remarqué au dehors aucune cicatrice qui pût faire croire que le foie eût été blessé par un instrument tranchant (Obs. 1).

En 1716, lors de sa nomination au consulat, il donna sa démission de chirurgien de l'Hôtel-Dieu, et fut remplacé par son fils Aimé. Il mourut seulement le 22 janvier 1731, dans sa soixante-dix-neuvième année.

MONIER Claude. Originaire de Briançon, il fut reçu maître en 1659. Le 11 février de cette année, il épousa Elisabeth Chalasse et en eut de nombreux enfants, parmi lesquels Joseph-Didier, qui embrassa la profession paternelle, et Jean, qui devint officier de dragons.

On n'a aucun renseignement sur son aptitude chirurgicale ; on sait seulement qu'il fut deux fois consul, et qu'il fut enterré, le 11 août 1693, *dans la vieille église de Messieurs du chapitre*. Au moment de sa mort, il avait soixante ans.

Une pierre trouvée le 6 décembre 1876 à l'ancien hôpital général, porte l'inscription suivante :

DV CONSVLAT DE M^r^ M^e^ FR.
PISON DOCTEVR ET ADVOCA
CLAVDE MONIER Me CHIRVRGI
JVRE ETANT OVVRIER ABRAN AN
MARCHANT DROGUISTE
1678.

MONIER Joseph-Didier. Fils du précédent, il naquit le 16 décembre 1665. Marié, le 5 octobre 1693, à Eliza Auzière, fille de feu Pierre, maître de la poste, et d'Antoinette Jossency, il en eut de nombreux enfants. Il était estimé et fut consul en 1707, en 1717 et en 1727. Dans les compoix cabalistes (*Arch. mun.* PP. 2), il était, en 1702, taxé deux livres, tandis que ses confrères ne payaient qu'une livre de taxe. Il était le chirurgien des Dominicains et reçut, pour l'année 1706, 12 livres pour la barbe et 4 livres pour les saignées. Quant à son compagnon chirurgien, il recevait, chaque année, une livre d'étrenne.

NOGUIER Guillaume. Fils de Claude, maître chirurgien, et d'Isabeau de Vaux, il épousa, le 26 novembre 1623, « honeste femme Hestor Bondurante, fille à M. Guilhaume Bondurand, dudit Nismes ». Il mourut jeune (12 décembre 1633).

NOGUIER Claude. Fils du précédent, il épousa, le 6 mars 1650, Magdeleine Vignalle. C'est lui qui a dressé le Catalogue des maîtres nimois ; car, plus heureux que son père, il parvint à un âge avancé. Dès 1674, à ce qu'il nous apprend, il était le plus ancien maître de la communauté ; mais, en sa qualité de protestant, les assemblées ne pouvaient avoir lieu chez lui. Malgré son affirmation (il écrivait ces lignes en 1692); il se trompait, puisque B. Mitier n'est mort qu'en 1678. Son frère Daniel était pasteur et fut, le 23 juin 1657, parrain d'un de ses enfants.

NOGUIER François. Fils aîné du précédent, et venu au

monde le 13 février 1651, il eut pour parrain son oncle, Fr. Fregevise, et pour marraine sa grand-mère paternelle. Reçu maître, le 14 janvier 1669, il épousa, le 9 février 1682, Marie Courlasse. Il mourut deux mois après son mariage.

Notaire Antoine. Reçu maître à 23 ans, il épousa la même année (10 février 1682), Suzanne Fregevise, fille du chirurgien. Sa mort advint le 11 septembre 1729.

Orcival Pierre. Reçu maître en 1641, il épousa, l'année suivante (1er mai), Estiennette Vignalde. Il n'en eut pas d'enfant et mourut le 8 septembre 1676. Il avait été, en 1651, chirurgien de l'hôpital.

Paris Jean. Marié à Gabrielle Constantine, le 20 août 1628, il en eut dix enfants. L'un d'eux, devenu greffier, épousa, le 8 septembre 1687, Suzanne Constantine, sa cousine germaine. Il était alors privé de ses père et mère depuis plus de vingt ans.

Pinet Jean (1). Reçu maître le 5 septembre 1633, il avait déjà commencé à exercer. Ainsi, d'après un acte reçu, le 30 juin de cette année, par Monteil, notaire, il avait loué à Magdeleine de Surian, veuve de Paul Saunier, maître apothicaire, deux chambres, un petit cabinet et une petite salle basse (boutique) moyennant *trente livres* par an, payables par quartier. Je relève cette particularité afin de montrer la modicité du loyer, comme j'ai relevé ailleurs le prix des vivres. C'est grâce à ces données diverses que l'on arrive à s'expliquer comment, avec un modique salaire, on arrivait à lier les deux bouts. En ce temps, la saignée était payée sept sous et même cinq sous, et la barbe, qui se faisait seulement toutes les semaines, ne coûtait qu'un sou : il arrivait même qu'on taillait les cheveux à ce prix.

J'ignore où se trouvait la maison de Mme de Surian ; tout ce que je sais, c'est qu'elle était vis à vis celle du juge criminel Brueis de Saint-Chapte.

Pinet, à cette époque, avait épousé Marie Coquillière ; il perdit un enfant, le 26 octobre 1636. Il mourut le 13 dé-

(1) En 1597, il y avait à Nimes un Ponce Pinet, hôte de la Pomme (*Arch. mun.* QQ. 20).

cembre 1663, et son mortuaire nous apprend qu'aux fonctions de chirurgien il joignait celles de *chantre* à la Cathédrale. Ce détail, insignifiant en apparence, a pourtant sa valeur; il montre que la chirurgie n'était pas encore arrivée à l'apogée de sa prospérité. Pinet habitait la rue Orbe. (*Arch. mun.* QQ. 39).

PLANES Mathieu. Reçu maître en 1669, il avait épousé Marie Vial, qu'il perdit en 1672. Le 1er décembre 1676, il il fut parrain de Mathieu Godin et mourut peu après.

POULLAIN ou PAULIN Jacques. Il subit son premier examen, le 18 octobre 1633 ; mais, après sa deuxième épreuve, il fut renvoyé à six mois pour parfaire son éducation. Cette circonstance, rare dans les registres de la communauté, est démonstrative ; aussi ai-je cru devoir la signaler. Les maîtres qui ont eu le courage de cette sévérité sont, par ordre d'ancienneté : Noguier, Fermillion, Tr. Theremin, lieutenant; L. Theremin, Matth. Quesnot, J.-J. Doulcet, Paris, Mitier, Sainton et Pinet, soit dix en tout.

Poullain épousa, le 30 avril 1637, Jeanne Pilhonne ou Fillonne. Il en eut Gabrielle, qui devint la femme d'Elie Vincendeau, et Isabeau (20 septembre 1644), qui eut pour parrain Gaspard Proni, secrétaire de la maison consulaire, et pour marraine Mme Romain, femme de Ferrand, contrôleur des décimes du Diocèse. Il fut chirurgien de l'hôpital, et en remplit les fonctions pendant les années 1639, 1640, 1642, 1644 et 1646. Il mourut le 7 mai 1662, âgé de soixante ans.

POULLAIN François. Fils du précédent, il ne paraît pas avoir acquis plus de réputation. Il se maria à deux reprises : la première fois, avec Marguerite Favière, dont il a un enfant en 1674, et, la seconde fois, avec Marie Rantonne, dont il a un enfant, le 21 octobre 1702. Il habitait la rue des Greffes. (*Arch. mun.* QQ. 39).

* PUECH Guillaume. Ce chirurgien est témoin d'un mariage le 13 juin 1669. Après avoir fait son apprentissage à Nimes, il va s'établir au Cailar.

QUESNOT Matthieu. Pas plus que le précédent, il n'est originaire de notre ville ; mais , à l'inverse de celui-ci, il y a passé la plus grande partie de son existence. Ses ouvrages, — car il a tenu une plume, et à ce titre il mérite une notice — sont muets sur le lieu où il a reçu le jour; pourtant l'un d'eux laisse entendre que son père était médecin. C'est du moins ce qui semble résulter du passage suivant : « Sans blasmer ny réprouver en aucune façon » la méthode galénique, à laquelle je suis soumis dès le » berceau, par la cognoissance que j'en ay acquise de mon » père, et je m'estime très-honoré d'estre disciple des doc- » teurs en icelle ». (*Traicté des fièvres intermittentes*, p. 17)

Il professait la religion protestante, et le livre des *Annonces*, à la date du 8 février 1626, fournit la première mention de son nom. « Entre Mathieu Quesnot, chirurgien, habitant de Nimes, d'une part, et damoiselle Louise Ducamp, de Nismes, d'autre ». En marge, il est ajouté : « Le mariage fut béni, le 8 mars, par Samuel Petit, ministre ».

De cette union naquirent six enfants: 1° Jeanne, présentée au baptême, le 22 février 1627, par M. Loys de Montfaucon, procureur du Roy, et Jeanne de Ducamp ;

2° Estienne, né le 3 décembre 1628, présenté au baptême par M. Estienne Davin, premier consul, et demoiselle Catherine Doufon ;

3° Marguerite, née le 9 novembre 1630, présentée par Pierre Quesnot et Marguerite Quette ;

4° Daniel ;

5° Jehan, né le 3 août 1637, présenté par Jehan Molherac, greffier, et Catherine Gardiolle ;

6° Jeanne, née le 22 aout 1638, présentée au baptême par M. Me Jean Pistorius, docteur-médecin, et demoiselle Jeanne de Villard, baptisée le 2 septembre par Codurc.

Dans les registres des délibérations communales, il est plusieurs fois mentionné. Ainsi, en 1628, il est nommé chirurgien de l'hôpital, aux appointements de vingt-cinq livres. Le 22 septembre 1630, ayant réclamé soixante livres pour certains blessés qu'il avait soignés en temps de guerre, sa réclamation n'est point accueillie. Enfin, lors de la peste de 1640, son nom figure deux ou trois fois dans les comptes rendus du bureau de santé.

Avec la mort de sa femme, survenue le 11 mars 1640, commencèrent ses tribulations domestiques. Ayant épousé, le 14 novembre 1641, Françoise de Bertrand, cette seconde union fut loin d'être aussi heureuse que la première ; au contraire, elle donna lieu à des éclats qui sont parvenus jusqu'à nous. Assurément, il y eut des torts de part et d'autre ; mais le plus coupable des deux fut sans contredit le mari. Quelque acariâtre que fût l'humeur de sa seconde femme, elle ne l'autorisait point à accorder à une servante de telles privautés que l'épouse, justement indignée, n'eût d'autre parti à prendre que de déserter le domicile conjugal. Appelé devant le Consistoire, le mari confessa sa faute ; il avoua avoir rendu enceinte sa servante ; mais, s'étant obstinément refusé à reprendre sa femme, il fut privé de la sainte Cène. (*Arch. du Cons.*, 19 novembre 1643, 30 mars et 13 may 1644.)

On a lieu de croire que cette séparation fut définitive. Ce qu'il y a de positif, c'est que, à la mort de Françoise de Bertrand, il s'empressa de convoler à de nouvelles noces (20 octobre 1657.)

Il parait avoir bien vécu avec cette troisième épouse, nommée Marie Huguet, et en eut, en 1664, une fille qui fut présentée au baptême par André de Villar, sieur de Vallongue, conseiller du Roy et juge-magistrat au siège présidial de Nismes, et Madame Suzanne de Pierredon, femme de M. Jossaud, aussi conseiller du Roy audict siège. Malheureusement, il perdit peu après sa femme, et, malgré les années qui eussent dû réfréner les passions d'un autre âge, malgré la considération qu'il s'était acquise dans l'exercice de sa profession, il déshonora sa vieillesse par les écarts de sa conduite privée. Au grand désespoir de son fils Daniel, ministre à Langlade (1), de sa fille Jeanne et de son gendre Charles Trintignan, il reprit ses habitudes passées. Bref, les choses vinrent à un tel point que le Consistoire chargea deux de ses membres, MM. Guibal et Condamine (4 juillet 1667), de le voir et de « lexorter a espouser sa servante, sy mieux n'ayme la congédier présentement ». On ignore le résultat de cette députation, mais on aime à penser qu'elle aboutit. Il mourut

(1) Jean-Jacques Quesnot, étudiant en pharmacie, fils de Daniel, ministre de Langlade, épousa, le 15 décembre 1680, mademoiselle Marie Roux, fille d'Antoine Roux, notaire royal de Misoen, en Dauphiné.

quelques années après, et fut enterré, le 19 février 1672, au cimetière de la Porte de la *Boucarié*.

D'après les procès-verbaux de la communauté des chirurgiens, il aurait été syndic de cette compagnie en 1636, et aurait eu fort à se plaindre d'un de ses collègues, Sabatery. Son fils aîné Etienne, qui semblait appelé à recueillir l'héritage paternel, en présence de l'opposition faite par la communauté, ne termina pas son examen, et paraît s'être expatrié (V. p. 36).

Tels sont les renseignements qui ont été recueillis sur l'homme; venons maintenant à l'examen de son œuvre scientifique.

On connaît quatre ouvrages de sa façon : deux ont été publiés de son vivant, et deux après sa mort. Le premier est intitulé : *Traicté des fièvres intermittentes selon la doctrine et la méthode hermétique*, par Mathieu Quesnot, chirurgien juré de la ville de Nismes. Montpellier, chez Pierre Du Buisson, imprimeur et libraire ordinaire du Roy, par Pierre Claverie, imprimeur. MDCXLIX, petit in-8°, de 21 pages. Il est dédié à M. Daniel Guiran, conseiller du Roy, prévost général et chevalier du Guet en la sénéchaussée de Beaucaire et Nismes. «Il y a longtemps que vous m'avez témoigné prendre à gré la recherche que je faisoy des secrets de la nature, et mesme par vos soins, avez voulu sçavoir si j'y faisoy quelque progrez. Car souvent, vous m'avez envoyé des pauvres, malades de plusieurs infirmitéz, afin que je leur communiquasse ce que je pouvois avoir de cognoissance, et particulièrement plusieurs febricitans : entre lesquels un de vos domestiques en a ressenty l'effet, en la personne de son fils, lassé d'avoir pour hoste une fièvre quarte, logée par étiquete depuis huit mois en son corps : lequel estant guery, m'a picqué d'honneur de vous faire ce petit traicté, afin que vous puissiez voir que je ne travaille pas sans raison ny méthode, et que je n'ay autre soin que d'apprendre, afin de servir utilement à ceux qui m'honorent d'amitié. Entre lesquels je vous ay toujours cognu le premier intérresé ; c'est pourquoy, comme tel, je vous supplie d'agréer ce premier coup d'essay, et le recevoir d'aussi bonne volonté comme il vous est offert de franc cœur et sincère affection, par celuy qui a tousjours esté et sera jusqu'au tombeau, sans aucune réserve, votre très-humble et très-obéissant serviteur ». De Nismes, ce 1er septembre 1648.

Il a étudié de préférence les fièvres intermittentes, « pource que ce sont des maladies qui ont un grand règne en cette region ». Après avoir examiné succinctement la composition de l'homme, comment s'entretient la vie par les choses extérieures, il entre en plein dans le sujet. D'après lui, la fièvre intermittente est une maladie engendrée du tartre putréfié avec ses excréments, et en conséquence de cette hypothèse, il faut *désopiller, mondifier* et *restaurer le corps*. Après avoir donné ses formules magistrales, il ajoute en terminant « que, s'il y a quelqu'un qui ne guérisse pas par » l'exhibition des susdits remèdes, c'est manque de n'avoir » pas bien discerné le lieu de la matière. Et s'il luy plaist » de m'envoyer venir, j'espère, avec l'ayde de Dieu, de le » deslivrer de quelque espèce que ce soit; et s'il y a des » pauvres atteints de cette maladie me venant trouver, » je leur départiray charitablement mon secret et feray » voir aux uns et aux autres que, pour guérir, la méthode » ci-dessus est véritable et souvent expérimentée ».

Le second est un *Traité de la peste*, imprimé à Montpellier en l'année 1665, par Daniel Pech. Tout ce que je puis en dire, c'est que, malgré mes recherches à la Faculté de médecine, je n'ai pu le retrouver.

Les deux autres, qui ont été imprimés après sa mort, sont : 1° *Discours en médecine en forme d'avis* à Monseigneur le duc de Verneuil, gouverneur et lieutenant pour le Roy en la province du Languedoc, avec le secret de la multiplication du bled et l'augmentation du pain et autres secrets, par Daniel (*sic*) Quesnot. A Avignon, et se vend a Nismes chez Pierre Roquette, marchand libraire, avec permission des supérieurs (1674), de 60 pages in-12 avec 11 pages non numérotées, comprenant l'épître dédicatoire. Cet ouvrage, édité par son fils, ministre à Langlade, est formé de deux parties distinctes : le discours et les recettes.

Le discours est un exposé de la doctrine médicale de l'auteur. Peu satisfait de la théorie en vigueur, qui admettait dans l'homme l'existence de quatre humeurs, il lui substitue une hypothèse d'après laquelle toutes les maladies procéderaient du tartre. Pour expulser cette matière «tartareuse», ainsi dénommée par analogie avec la lie du vin, il ne faut pas se contenter des saignées et des purgations, mais encore recourir à d'autres moyens. Ainsi un épileptique, dont l'aura partait du gros orteil, fut guéri par l'application d'un cautère actuel sur l'ongle, et pareillement un autre, dont l'aura partait du petit doigt gauche, se débarrassa de cette terrible affection en s'amputant lui-même le doigt. Bref, pour expulser le principe morbide qui a envahi la masse de l'économie, il n'est pas de meilleur moyen que l'esprit volatil du tartre de vin.

Quant aux recettes, elles sont précédées par un avertissement au lecteur, ou mieux aux laboureurs, car c'est à eux qu'il s'adresse. Après avoir établi la valeur inégale du fumier, suivant qu'il a perdu ou conservé ses sels, il indique un fumier à la chaux pour multiplier le blé, il augmente le pain de 25 pour 100 en jetant de l'eau bouillante sur le son et la repasse, et se servant de cette eau pour pétrir la farine; enfin il donne une foule de recettes pour empêcher le vin de tourner, pour le conserver éternellement, pour le faire poser, etc., etc. En d'autres termes, après avoir fait de la médecine chimique, il fait, en terminant, de la chimie agricole et domestique.

Le dernier ouvrage est intitulé : *Plusieurs rares et curieux secrets*, dédiés à Mme d'Aguesseau (1) — à Avignon, chez Pierre Offray, demeurant à la place Saint-Didier, MDCLXXXV, avec permission des supérieurs, petit in-8° de 106 pages, avec quatre feuillets liminaires, comprenant la dédicace à Mme d'Aguesseau. « Il y a des beautés qu'on ne scauroit peindre et dont toutes les coppies feraient tort à l'original; il y a aussi des vertus qui ne scauraient être représentées et dont l'éclat surpasse tout ce que l'on en pourroit dire, comme sont, Madame, celles dont il a plu au ciel de vous enrichir; je n'oserai entreprendre d'en parler ; c'est un dessein au-dessus de mes forces, etc., etc. »

(1) C'était la femme de l'intendant de Languedoc.

Ce livre, qui n'a point de table, est une collection de 44 recettes dans le goût de l'époque ; et, s'il n'est pas meilleur, il n'est pas pire que les recueils alors à la mode. C'est un amalgame souvent incohérent de substances médicamenteuses ; mais parfois aussi on y trouve quelques éclairs de bon sens. Si la poudre pour qu'une femme « n'aye plus de tranchées en accouchant pour la première fois », comme l'eau et tablette pour porter heureusement l'enfant, témoignent d'une singulière crédulité, la remarque relative au dissolvant de la pierre (p. 43) fait l'éloge du praticien. « J'ai, écrit-il, un dissolvant pour dissoudre sur la main une pierre, mais pour la dissoudre dans la vessie, je n'en crois rien du tout impossible ». Le collyre pour les taches des yeux et pour l'oftalmie (p. 48) me paraît avoir quelque efficacité : une note manuscrite semble l'indiquer « expérimenté par M. Mourier, docteur-médecin de Nimes, le 20 avril 1705 ». Bref, ce livre eut du succès et fut réimprimé, en 1708, à Paris (in-12 de 285 pages). Un exemplaire de cette seconde édition se trouve à la Bibliothèque de la Faculté de médecine de Montpellier.

Malgré cette rare bonne fortune, son auteur a été oublié pendant deux cents ans ; et encore, sans une succession de hasards, il eût pu être plus longtemps ignoré. Nous nous félicitons d'avoir pu lui rendre une tardive justice ; mais nous ne sommes en aucune façon porté à exagérer la valeur de cette résurrection. Assurément Matthieu Quesnot était supérieur à ses collègues par l'éducation littéraire, par l'esprit de recherche ; mais il péchait par l'absence de critique et avait trop négligé la saine observation. Il raisonnait, alors qu'il eût fallu bien voir ; il dissertait, alors qu'il eût dû s'en tenir au grand livre de la nature.

* Raoux Honoré. C'était un opérateur. Il était oculiste, lithotome et herniste (*sic*). En janvier 1663, il est parrain d'un enfant de Massip.

* Rat Jacques. Originaire de Marguerittes, il avait épousé Estiennette Vignalle. Un de ses enfants, né le 4 avril 1629, eut pour parrain Pierre Fermillion. J. Rat mourut le 27 novembre 1657.

* Renouard Antoine. Il avait épousé Mlle Marie Maistre, et mourut le 1er janvier 1706, à l'âge de 45 ans.

* Renvoy Claude. Natif de Nimes, il était fils de Pierre Renvoy, ministre, et de dame Madeleine Roger; il épousa, le 21 janvier 1659, Suzanne Mandin, native de Thairé (*sic*).

Reynaud Paul. Sa réception, qui eut lieu en 1636, donna lieu à bien des discussions. Le lieutenant Tr. Théremin y était absolument opposé ; il dut finir par triompher, et Reynaud alla porter ses talents ailleurs. Ce qu'il y a de positif, c'est qu'il ne s'est point marié et n'est point mort dans notre ville.

* Ribouléty Nicolas. Il épousa, le 14 février 1621, Françoise Guillaumette, fille et légataire universelle de Tann. Guillaumet.

* Rigal Jacques. Il avait épousé Gabrielle Paris et en eut un fils, Isaac, qui fut présenté au baptême, le 20 août 1654, par Rozel, conseiller du Roy et garde-sceau, et Suzanne de Pierredon.

Roustan Joseph. Originaire de Générac, il épousa, en premières noces, Marthe Carbonel, et en secondes, Madeleine Jonquette. Un de ses fils suivit la carrière paternelle ; mais, comme il n'a exercé qu'au xviiie siècle, il en sera parlé à cette époque.

Rouvière François. Originaire de Trigance, en Provence, il avait 28 ans lorsqu'il épousa, le 27 février 1680, Françoise Larivière. A la mort de cette personne, qui était plus âgée que lui, il se remaria à Catherine Bonnet. Il vivait en 1716.

Roux Pierre. Il était capitaine de la garde urbaine, lorsqu'il épousa, le 15 janvier 1623, Barthélemine Mazelle. Chirurgien de l'hôpital en 1625 et 1627, il mourut jeune ; quant à sa femme, elle vécut jusqu'au 22 février 1674.

Sabatery André. Renvoyé à deux mois, pour instruction insuffisante (4 juin 1636), il fut admis quand même malgré l'opposition de quelques membres. En effet, après la signature du lieutenant Tristan Théremin, on lit : « sans approbation de la maistrise d'A. Sabatery et P. Reynaud, pour déduire mon opposition en temps et lieu ». (Séance du 8 novembre 1637). Grace à des interventions amiables, l'affaire n'eut pas de suites; mais Sabatery garda rancune à ceux qui s'étaient opposés à sa réception, et se vengea en particulier contre le fils de Matthieu Quesnot, dont il empêcha l'examen.

Il épousa, le 15 février 1637, Françoise Roqueyrolle, et mourut le 25 septembre 1691, âgé de 80 ans.

SABATERY Pierre. Fils du précédent, il dut à l'intervention paternelle d'être reçu jeune (26 novembre 1664), mais il n'a nullement fait parler de lui. En 1702, il payait une livre de taxe. (*Arch. mun.* PP. 2).

SABATERY François-André. Fils de Pierre, il marcha sur ses traces. Reçu en 1717, il borna son travail à la petite chirurgie et s'éteignit obscurément.

SAINTON Pierre. Il épousa, le 24 mars 1630, Anne Madière, dont le frère était menuisier. Il en eut de nombreux enfants, et mourut le 2 novembre 1688, à l'âge de 77 ans. Le Consistoire, à la date du 21 novembre 1646, lui avait donné un banc au temple. Il fut le premier syndic nommé (14 novembre 1641), à la requête du lieutenant.

SAINTON Robert. Fils du précédent, il mourut le 1er août 1673. Il avait épousé, dix ans auparavant, Marguerite Fourestière, et en avait eu quatre enfants ; mais aucun n'est devenu chirurgien.

SALES Pierre. Reçu maître en 1660, il était nimois et frère d'un marchand passementier. Le 30 avril 1664, il épousa Catherine Dufour, et en eut plusieurs enfants. Il habitait le quartier de la Bocarié (*Arch. mun.* QQ. 41). Il mourut le 1er août 1681.

SIMON Philippe. Il épousa, le 6 décembre 1643, Marie Freuballe (?). Il avait été reçu maître un mois auparavant, et paraît avoir quitté la ville peu de temps après.

THÉREMIN Tristan. Fils de Léonard, maître chirurgien, et de Madeleine du Tour, il marcha sur les traces de son père et joua un rôle considérable. Nommé lieutenant (1), le 21 fé-

(1) La lieutenance de Nimes avait alors une extrême importance. Non-seulement ce lieutenant était exempté de nombreuses taxes, mais encore il était chef des lieutenances d'Uzès, Beaucaire, Bagnols, Anduze et Alais. A cet effet, il recevait des lettres en blanc du premier chirurgien et

vrier 1631, il fut confirmé dans cette fonction, en 1633, par Jean Boudet, premier chirurgien du Roy (1).

A l'exemple de son père, il revint à la religion catholique, puisque, le 14 octobre 1625, il tient sur les fonts baptismaux de Saint-Castor Madeleine Gourdonne. Enfin, en 1634, en sa double qualité de catholique et de membre du conseil politique, il fait partie de la députation chargée d'aller offrir aux RR. PP. Jésuites la moitié des chaires du collège.

Marié, le 28 avril 1645, à Mlle Isabeau Blachière ou Blachère, il en eut deux filles : 1° Madeleine, née le 24 mars 1646, et 2° Anne, née le 7 mai 1648. Il perdit sa femme un an après, et mourut le 15 juillet 1656.

Cette fin prématurée — il avait tout au plus cinquante-cinq ans — fut une perte regrettable pour la communauté, dont il était le chef. Si, par la force des choses, il a eu des successeurs, par le fait des circonstances, il n'a jamais été complètement remplacé. Il pourra s'en trouver de plus habiles comme opérateurs, mais il ne s'en rencontrera pas qui ait eu plus à cœur la dignité et la considération de la Compagnie.

THÉREMIN Léonard. Fils de François, maître chirurgien, et de Marie Guillaumet, il était cousin germain du précédent.

A peine venait-il d'être admis à la maîtrise, qu'il épousa (7 avril 1630) Mlle Alix Pelisse. Il en eut plusieurs enfants, parmi lesquels nous citerons Antoine (1er juillet 1631), Guilhaume (18 mars 1639), Daniel (30 janvier 1640), Charles (12 octobre 1642), Jacques (30 novembre 1646).

On n'a relevé aucun renseignement sur ses aptitudes chirurgicales, on sait seulement qu'il était *chirurgien ordinaire du Roy*. Léonard survécut à ses frères et mourut, le 19 août 1680, âgé de 80 ans passés.

les remplissait à son choix, moyennant finance. Il avait mission de faire respecter, de garder et faire garder les statuts, privilèges et ordonnances selon leur forme et leur teneur, et, à cet effet, il prêtait serment par devant le Présidial.

(1) Voici ce que dit de Boudet l'*Index funereus* : « Joannes Boudet, Ludovici Magni Barbitonsor, Chir. Prim., novæ Societatis Decanus. Obiit 7 aug. anni 1658. »

Thérémin Antoine. Frère du précédent, il était venu au monde le 21 février 1611.

Reçu maître à l'âge de 24 ans, il épousa, le 14 juin 1638, Mlle Marie Fournette. Son fils aîné, Estienne (né le 11 mars 1639), qui fut tenu au baptême par Léonard Théremin et Mlle Jeanne Vidalle, devint ministre du culte réformé au Grand-Galargues, et quitta la France lors de la révocation de l'Edit de Nantes. A s'en référer à la *France protestante*, ses descendants auraient prospéré en Prusse. Il y a actuellement dans le Wurtemberg un médecin qui porte ce nom.

Le 27 décembre 1645, Antoine Théremin fit baptiser deux jumeaux qui vécurent quelques jours.

Il mourut le 29 septembre 1660.

Thérémin Guilhaume. Frère du précédent, il était né le 17 janvier 1614.

Il était aspirant chirurgien, lorsqu'il épousa, le 8 septembre 1639, Judith d'Icard.

Lors de la peste de 1640, il offrit ses services à la municipalité ; mais, plus heureux que son collègue Guilhaut (*Voir ce nom*), il échappa à l'épidémie. « Les consuls, de leur propre mouvement, lui donnèrent une marque de la reconnaissance publique, en lui décernant la maîtrise. Cette récompense a l'air d'une couronnė civique, laquelle, placée à propos, honore les Compagnies encore plus que le récipiendaire ». Son cousin Tristan, qui faisait partie du bureau de santé, ne fut pas étranger à ce don ; mais il n'eut pas lieu de s'en applaudir dans la suite des temps. Guilhaume était, en effet, un esprit brouillon, tracassier, qui a jeté maintes fois la discorde dans la communauté (V. p. 84).

Guillaume, au point de vue des mœurs, n'a pas eu davantage une conduite irréprochable. Séparé de sa femme, dont il n'avait pas eu d'enfant, il était accusé par ses voisins de vivre dans l'inconduite ; c'est du moins ce qui ressort des registres de la municipalité. Bref, le 11 janvier 1656, les troisième et quatrième consuls, vers les 10 heures du soir, avec chaperon et livrée consulaire, et précédés de leurs valets, se rendirent au domicile de ce chirurgien ; et, après s'être fait ouvrir la porte, trouvèrent le compagnon avec trois femmes, la veuve de Darjac et ses deux filles. D'après leur dire,

Guilhaume se trouvait en *campagne*, et leur avait confié la garde de sa maison.

On voit, par cet épisode, que les consuls nimois ne veillaient pas seulement à la sécurité publique, mais qu'ils savaient, à l'occasion, s'immiscer dans la vie privée.

Guilhaume était *chirurgien ordinaire du Roy*, comme ses frères. Il mourut le 7 mars 1670, et fut accompagné à sa dernière demeure par son frère Léonard et Louis Verdety.

Toisat Jacques. Né vers 1621, il fut reçu maître en 1646. Violent et colérique, il insulta dans une séance les Théremin, et sortit de la réunion en blasphémant. (*Voir la séance du 25 novembre 1652*), dans l'Appendice, p. 83.

Il avait épousé Jeanne Pinet, fille de son collègue, et n'en eut pas d'enfant. Il est témoin d'une abjuration (11 avril 1656) et de deux mariages (17 décembre 1662 et 6 janvier 1665). S'étant absenté l'année suivante, il fut remplacé, en qualité de syndic, par C. Monier.

Il perdit sa femme le 20 janvier 1689, et mourut, le 9 janvier 1701, à l'âge de quatre-vingts ans.

* Tribe Jean. D'après les comptes du clavaire, il reçoit, en 1669, la somme de trente livres, pour avoir opéré une femme appelée la *Galérienne*, qui était atteinte du charbon. (*Arch. mun.* RR. 18).

Trintignan Charles. Le docteur P. Rivalier, son contemporain (*Journal de médecine* de l'abbé de la Roque, 1683, t. I, p. 176), l'ayant traité de *sçavant et habile chirurgien*, je me suis attaché à relever les moindres particularités le concernant.

Charles Trintignan était fils d'un modeste passementier et frère d'un tailleur d'habits. Reçu maître en 1656, il épousa deux ans après (8 août) Jeanne Quesnot, fille de Matthieu Quesnot, maître chirurgien.

De ce mariage, il eut : Matthieu, né le 9 mars 1659, présenté au baptême par Matthieu Quesnot et Marguerite Arnaud ; 2° Jerosme (25 mars 1664), présenté par Jerosme de Cambis, fils de M. le baron de Sérignac, et Mlle Madeleine de Cray, fille de M. J. de Cray, docteur en médecine ; 3° Estienne, qui mourut le 23 juillet 1666 ; 4° Claude, né le 11 septembre 1670 ; 5° Jean, le 26 juillet 1672, présenté par

J. de Villar de Vallongue, conseiller du Roy, juge mage en la sénéchaussée, et Mme Catherine de Lagrange ; Jacques, (10 janvier 1675).

Le 4 janvier 1679, le pasteur Paulhan est chargé de le remercier, pour services rendus aux pauvres, et le Consistoire lui vote 50 livres.

Le 28 octobre 1691, il est parrain à la place d'Urbain Descombiés.

Il habitait le quartier des Garrigues. (*Arch. mun.* QQ. 44).

Il mourut, le 22 juin 1710, à l'âge de 83 ans.

Malgré une longue pratique et une grande considération, Trintignan ne laissa pas à ses enfants la moindre fortune. Son fils Claude était ouvrier en bas, et ses frères avaient des positions analogues.

Valette Simon. Fils d'autre Simon et de Marie Costeplane, du Pont-de-Camarès (diocèse de Mende), il épousa, le 10 avril 1679, Louise Rieu, fille d'un cordonnier. Il était à la fois maître chirurgien, puisqu'il est inscrit sur le Catalogue, et maître perruquier, puisque, dans certains actes curiaux, il est dénommé « maître perruquier ». Enfin, dans ces mêmes actes, il fait suivre le nom patronymique de la qualification de *sieur de Traversac.* Une de ses filles épousa un maître perruquier ; quant à son fils Jean, il se fit recevoir maître chirurgien.

Simon avait acquis une certaine aisance.

Verdety Louis. On ignore son origine ; on sait seulement qu'il était étranger à la cité, et que son frère Charles était chirurgien à Forcalquier. Reçu maître en 1660, il se maria à Claudine Michelle, et en eut : 1° le 6 septembre 1662, deux jumeaux, qui, suivant la règle, ne vécurent que quelques jours ; 2° Esther, qui décéda le 9 février 1665.

Après la mort de sa femme, qui eut lieu à Ners (8 mars 1666), il épousa Isabeau Fermillion, fille de Pierre, maître apothicaire, et en eut tour à tour Marie (15 octobre 1669), Jacquette (21 février 1677), Louis (10 décembre 1679), Pierre (29 novembre 1683), etc., etc. Il habitait le quartier des Garrigues (*Arch. mun.* QQ. 44).

Vial Antoine. Fils d'un procureur de Forcalquier, il épousa, en novembre 1652, Delphine Vouland. Il en eut plusieurs enfants, parmi lesquels nous citerons : Madeleine

(14 octobre 1658), Marthe (15 septembre 1660), Abel (25 juin 1662), dont le parrain fut A. de Fabre, vicaire-général de Mgr de Nismes, et la marraine Gabrielle de Calvière.

Vial mourut le 3 novembre 1666. Il avait 45 ans, et avait été promu maître le 19 juin 1659.

*Vincens Hélie. Il est désigné sous le nom de *Vincendeau* dans certains actes, et notamment dans le procès qu'il eut à soutenir avec la communauté. Originaire d'Arles, il avait été reçu par la communauté de cette ville, et était ensuite venu à Nimes, sur les propositions qui lui avaient été faites par un maître, réduit à l'inaction par la maladie. Grâce à ce subterfuge, assez commun à cette époque, il exerçait la chirurgie sous le couvert de ce maître, et n'avait pas à subir d'examen et surtout à en acquitter les droits. La communauté poursuivit les délinquants et obtint du Parlement de Toulouse un arrêt, qui fut confirmé, en 1667, par la cour des Grands-Jours.

Il avait épousé Gabrielle Poulin, fille du chirurgien de ce nom, et en eut, entre autres enfants, Joseph.

A la suite de l'arrêt, Hélie paraît avoir quitté Nimes. Ce qui est certain, c'est que les mortuaires sont muets à son endroit.

* Vincens Joseph. Fils du précédent, il était né vers 1658, épousa, le 23 mars 1683, Rose Fregevise, fille de feu François, maitre chirurgien, et de Judith Sauze. Il mourut le 25 juin 1688.

Des deux filles qu'il avait eues de son mariage, l'une se maria à un cardeur de filoselle, l'autre à un travailleur de terre.

III. Chirurgiens du XVIIIe siècle.

Cette période, célèbre dans l'histoire de la médecine par la fameuse querelle des médecins et des chirurgiens, est extrêmement intéressante ; mais, à raison des détails consignés dans le texte, du petit nombre de chirurgiens distingués, on se bornera à une courte et rapide énumération. On ne dérogera à cette règle que pour les hommes vraiment remarquables que la communauté nimoise a comptés dans son sein.

Avant de signaler les Montagnon, les Nicolas, etc., etc., qui, à raison de leur rôle, méritent les honneurs d'une véritable notice, qu'il nous soit permis d'insister sur la longévité des chirurgiens. Comparée à celle du XVIIe siècle, la vie moyenne s'est sensiblement élevée, et vient démontrer une fois de plus les progrès réalisés dans l'hygiène privée et générale.

ANDRÉ Jean. Reçu maître en 1766, il habitait, en 1789, près la Porte des Carmes. Il fut nommé receveur le 27 décembre 1790, et vivait en 1803.

BESSÈDE Jean-Estienne. — Originaire de Saint-Julien-des-Points (diocèse de Mende), il épousa, le 8 janvier 1726, Marie Durand. Reçu en 1730, il mourut le 24 mai 1768. Il fut consul en 1732 et habitait le quartier de la Bocarié.

BLANC Pierre. Reçu en 1731, il épousa Anne Bonnal. Il en eut un fils, le 2 septembre 1749.

BLANC Pierre. Fils du précédent, il fut reçu en avril 1771. Il vivait en 1789 et habitait rue de la Boucairie.

BONNEFOY Dominique. Fils d'un maître chirurgien d'Arles, il était né le 4 novembre 1716. Reçu en 1739, il vivait encore en 1786. Il remplaça Chambon, comme inspecteur des chirurgiens de la campagne.

BONNEFOY Marc. Fils du précédent, il était maître ès-arts et fut reçu maître en chirurgie en mai 1770. Pendant plusieurs années, il vit les malades avec son père ; mais « aujourd'hui (*Journal de Nismes*, 1786, p. 29), il exerce la haute chirurgie en son particulier ». D'après cette annonce (car ce document n'est pas autre chose), « il accouche avec dextérité et fait généralement toutes les opérations chirurgicales. Il compose un elixir mercuriel qui, sans aucune espèce de tisane, guérit les gonorrhées les plus fortes. Il traite aussi les maladies vénériennes en très-peu de temps. Il demeure toujours dans la Grand-Rue ». En octobre, il va habiter rue de l'Evêché (rue du Chapitre). En 1790, il devint chirurgien-major de la garde nationale et mourut peu de temps après.

BOUSQUET Pierre. Fils d'autre Pierre, maître chirurgien, et d'Olympe Bourguette, il fut reçu en 1710. Le 26 avril 1717 il épousa Jeanne Bastit. Il en eut plusieurs enfants.

Brousse Jean-Antoine. Il se fit recevoir en octobre 1750. Les RR. PP. Carmes lui cédèrent la seconde chapelle à main droite de l'entrée de l'église, attenant à la chapelle de Notre-Dame du Mont-Carmel, à la condition de l'orner, à ses frais, de tout ce qui est nécessaire, et en particulier d'un tableau de S. Joseph, dont ladite chapelle portera désormais le nom, puis de la fermer d'une grille, dont une clef sera remise aux Carmes (1777). Un reçu de la même année nous apprend que ledit Antoine Brousse plaça à ses frais : un tableau à cadre doré, représentant S. Joseph mourant ; au-dessus une toile peinte, représentant Dieu le Père et le Saint-Esprit, — quatre chandeliers et une croix argentée, quatre chandeliers et une croix de bois, quatre bouquets en pyramide, deux crédences, une grille de fer et huit chaises peintes. (*Arch. dép. du Gard.* H, 294).

Charpin Louis. Fils d'un huissier, il avait 28 ans lorsqu'il épousa, le 23 mars 1694, Louise Mathieu, fille d'un notaire, et de Diane Goubine. D'après l'acte, la célébration des épousailles eut lieu dans la chambre de la demoiselle, car elle se trouvait en danger de mort. Elle se rétablit et accoucha, le 6 mai de la même année, de Jacques. Son second enfant, Elisabeth, née le 21 novembre 1696, eut pour parrain Estienne Mathieu, lieutenant particulier du présidial, et pour marraine Elisabeth de Thérémin, femme de M. de Chazel.

Louis mourut le 19 février 1720, à l'âge de 57 ans.

Charpin Jacques. Fils du précédent, il se fit recevoir en 1740. Comme chirurgien, il a peu fait parler de lui, mais comme administrateur — il fut consul de 1734 à 1757 — il a joué un rôle considérable dans les affaires de notre cité. En cette qualité, il était chargé de la voirie, et eut à soutenir plusieurs procès dont les archives de la mairie conservent les pièces. Je n'ai pas eu la curiosité de les dépouiller ; je sais seulement qu'une lettre de cachet de Versailles, en date du 31 août 1757, notifiée par Tempié, interdit Charpin comme troisième consul, à raison de sa mauvaise conduite.

Cluseau Denis. On ignore le lieu de naissance de ce chirurgien ; on sait seulement qu'il était depuis plusieurs années à Nimes — il est témoin d'un mariage, le 6 octobre 1714 — lorsqu'en 1718 il fut reçu maître. Il fut troisième consul en

1726. Pour faire sa cour à M. de Montfaucon, qui avait acquis la terre de Vacqueirolles, il insinua dans une fontaine qui se trouvait sur cette propriété un morceau de *crocus metallorum*, qui donna aux eaux une action purgative. Dans les *Médecins d'autrefois*, p. 189, j'ai raconté tout au long cette plaisante histoire.

Cluseau Guillaume. Fils du précédent, il fut reçu maître en 1742.

Colomb Emmanuel. Il fut reçu en juin 1765, et habitait, en 1789, la rue des Prêcheurs.

Coulomb Henri. Il fut reçu en décembre 1767, et habitait, en 1789, la place du Séminaire.

Coulomb André. Reçu en décembre 1769, il épousa la fille de son collègue Pierre Blanc, et mourut jeune. Originaire de Meynes, il avait *servi* à Lyon chez un maître.

Dubois Jean. Qualifié d'*oculiste*, de *lithotomiste*, il demeurait au coin de la rue de l'Agau, du côté du moulin Campagnan. Avec sa femme Angélique, il tient un enfant au baptême, le 22 janvier 1726. Etranger à notre cité, il est mort sans laisser de postérité. Opérateur habile, il était pensionné du diocèse. Baux, qui l'avait en estime, en fait le plus grand éloge. « Ses cures considérables, tant pour la taille que pour plusieurs maladies lui ont valu beaucoup de réputation ». Pour tous ces motifs, Dubois était protégé par les médecins, qui se louaient de ses services ; aussi a-t-il été le prétexte du procès des chirurgiens contre les médecins.

Evesque Antoine. Originaire de Vers, il épousa Elisabeth Fumat, fille d'un serrurier, et fut reçu peu après, en 1742, maître en chirurgie.

Evesque Antoine-Guillaume. Né du précédent, le 27 juillet 1741, il fut reçu maître en mai 1780. Il habitait en 1789, la rue Porte-Couverte et mourut le 25 décembre 1793. Son fils Fr.-Xavier, ex-chirurgien des hôpitaux civils et militaires, associé-correspondant de la Société académique de Paris, a soutenu, le 21 février 1806, une thèse *sur les grossesses extra-utérines* qui se lit avec intérêt.

Foby Jean. Originaire d'Avèze, près le Vigan, il habitait Nîmes depuis quinze ans, lorsqu'il épousa, le 25 avril 1729, Mlle Félice Chirol, fille d'un fabricant de bas. L'aîné de ses enfants, né le 11 janvier 1732, eut pour parrain David Verdier, maître chirurgien. Pendant longues années, il fut le receveur de la Compagnie, et en était le doyen en 1789. Il habitait alors la rue de l'Ancien-Hôtel-de-Ville (rue de l'Horloge) et mourut peu après.

FROMENT Jean-Louis. Originaire de Naves, du diocèse d'Uzès, il épousa, le 17 octobre 1730, Jeanne Vaucrose. Il se fit recevoir peu après maître. Avec Jonquière, il réclama énergiquement (5 avril 1735) contre le paiement qu'il avait fait de sa maîtrise ; il traita ses collègues de concussionnaires et fut, pour ce fait, exclu de la communauté pendant deux années. Il habitait, à cette époque, le quartier de Corcomaire.

GRANIER Thomas. Né vers 1677, il était fils de Jean Granier, ménager de la ville de Gignac. Le 23 juin 1700, il épousa Pierrette Bouzanquet, fille d'un marchand, et en eut plusieurs enfants. « Le 10 juillet 1717, j'ai vu chez M. Granier le fils d'un artisan, d'une douzaine d'années, qui avait tout le dos couvert de poils. Ces poils, longs de 4 à 5 pouces, d'une couleur blondine, étaient fins et un peu frisés ». (Baux. Observ. 21).

GRANIER Guillaume. Fils du précédent, il suivit la carrière paternelle et se fit recevoir en 1731. Il épousa Marie ou Marthe Brouzet, et en eut, entre autres enfants, Jean, qui se fit recevoir docteur en médecine. Guillaume vivait en 1789 et habitait la rue Neuve. Il renonça à la chirurgie l'année suivante, à raison de son grand âge.

GLAIZE Claude. Il fut reçu maître en mai 1767 : il avait étudié deux ans et demi à Montpellier, chez Vigaroux, professeur à l'Ecole de chirurgie.

GOS Joseph. Il fut reçu maître en décembre 1772.

HENRY Estienne. Reçu maître en 1740, il épousa Jeanne Leyris et en eut, entre autres enfants, Elisabeth, le 16 septembre 1749, et Louise, le 2 octobre 1750. Il était originaire de Bouillargues. (*Arch. mun.* QQ. 48).

JONQUIÈRES Charles. Reçu maître en 1733, il épousa Elisabeth Meizonnet. Il en eut, entre autres enfants, Charles-Antoine, qui devint docteur en médecine. (Voir ce qui a été dit à l'article Froment).

Laugier Jacques. Fils et petit-fils de Louis Laugier, il naquit le 9 octobre 1700. Il se maria, le 21 novembre 1725, à Mlle Catherine Pastour, fille d'un bourgeois. Il ne fut reçu maître qu'en 1743.

Laugier Aimé. Fils du précédent, il épousa Louise Quissac, et se fit recevoir maître en avril 1761. D'après les renseignements fournis par l'almanach de Boyer, il habitait la rue Sainte-Elisabeth. Excellent père de famille, il n'hésite pas à vendre une vigne (*Journal de Nismes*, 1787, p. 216), pour permettre à son fils de se perfectionner dans ses études chirurgicales.

Laugier Jacques. Fils du précédent, il fut élève de l'Ecole de chirurgie de Montpellier et du grand Hôtel-Dieu de Lyon. C'est avant d'aller à Lyon, et pendant l'hiver de 1787 à 1788, qu'il professa publiquement l'anatomie, aux applaudissements des Nimois éclairés. Après avoir été chirurgien aide-major de l'Hôtel-Dieu de Lyon, il était revenu dans sa ville natale ; mais il n'avait pas tardé à la quitter pour porter au sein des armées son expérience et sa rare habileté. Il avait écrit une dissertation sur la fièvre dans les plaies d'armes à feu, et l'avait soutenue à Montpellier, le 5 floréal de l'an X ; mais déjà, écrit Baumes (*Annales cliniques*, 1813, t. xxxii, p. 28), « il était praticien consommé, et, en rentrant dans le sanctuaire de l'école, il ne faisait qu'obéir à la loi. A peine lui a-t-il donné cette preuve religieuse de déférence, qu'il vole au champ d'honneur, est employé, en 1808, en qualité de chirurgien principal, au corps d'expédition dans le royaume de Valence, sous les ordres du maréchal duc de Conegliano ; et, accablé de fatigue, mais entouré de témoignages de considération ou de respect, vient à Aranda de Duero, où son dernier soupir fut pour la gloire et la prospérité de son pays ».

Avec lui s'éteignit une famille qui, pendant cinq générations, avait pratiqué la chirurgie à Nimes. Assurément, s'il avait vécu, Jacques Laugier eût rendu des services éclatants à ses concitoyens ; mais une mort prématurée ne lui a pas permis de donner tous les fruits que ses talents promettaient.

Laporte Jean. Reçu en octobre 1777, il fut consul dix

ans après. Il avait épousé Mlle Marie Chirol, et mourut le 27 pluviose an III, âgé de 44 ans. Il habitait la rue Régale et était originaire de Montpellier. Lors de son examen de maîtrise, il produisit des certificats de Pignol et de Granier.

MARCHAN. Ancien chirurgien de l'hôpital royal et militaire de Rochefort, il était *oculiste* et habitait le Grand-Cours. Il a publié un *Mémoire sur la fistule lacrymale*. Lyon, 1782. C'était, dans sa spécialité, un opérateur habile, mais qui ne dédaignait pas la réclame, témoin le *Journal de Nismes*, t. I, p. 77 ; t. III, p. 173. Il opérait la cataracte par extraction et obtenait de nombreux succès. D'après le journal de cette époque, il possédait un réservoir magnétique, et Mesmer, qui passa quatre jours à Nimes, se transporta chez lui pour examiner cet appareil (1787, p. 59).

Marchan gagnait de l'argent et fut en état d'en prêter à la communauté des chirurgiens, lors de ses embarras financiers.

MARTIN Jean-Jacques. Reçu en décembre 1759, il fut, à la mort d'Aimé Mitier, chargé de la lieutenance. Il avait en même temps le service chirurgical de l'Hôtel-Dieu. Etait-il à la hauteur de ces deux fonctions ? C'est sur quoi il est impossible de se prononcer. Il habitait la rue de la Carretterie et mourut peu après la Révolution.

MEJEAN Etienne. Reçu en décembre 1759, comme le précédent, il habitait, en 1789, la place du Séminaire, et, en 1803, l'Allée (aujourd'hui Grand-Cours), avec son collègue Serres.

MITIER Aimé. Fils et petit-fils de maîtres chirurgiens nimois, il naquit le 9 mars 1690 et mourut le 20 avril 1777, âgé de 87 ans. Pendant cette longue vie, il se montra digne de ses parents et à la hauteur de ses honorables fonctions. Reçu maître en 1717, il devint peu après chirurgien-major de l'Hôtel-Dieu, et, en 1723, il fut nommé lieutenant de M. le premier chirurgien du Roy. De son union avec Marie Polge, il eut plusieurs enfants, parmi lesquels il convient de citer Jean-Baptiste Mitier, qui prit, en 1746, ses lettres de docteur. Dévoué aux pauvres, il demanda et obtint comme faveur d'être enterré dans la chapelle de l'hôpital. Il ne laissait pas de fortune ; mais, à défaut des biens de la terre, il léguait un noble exemple à son fils et à son petit-fils.

MONTAGNON Jean-Antoine. Pour ne pas être accusé de partialité à l'égard de ce chirurgien, dont je m'honore d'être l'arrière-petit-fils, je donnerai tout d'abord la parole aux contemporains. Je bornerai mon apport à quelques notes destinées à relever certaines particularités négligées ou à éclairer quelques points insuffisamment indiqués. Voici, en premier lieu, l'article Nécrologie (*Journal du Gard* du 5 novembre 1808, p. 940 et 941).

« La mort du chirurgien distingué que cette ville vient de perdre y a causé une désolation si générale, qu'il doit paraître naturel qu'un collègue et un ami consacre quelques lignes pour faire connaître ce qu'il avait de droits à l'estime et aux regrets de ses concitoyens.

» M. Jean-Antoine *Montagnon*, chirurgien en chef des hospices de Nismes, l'un des plus anciens membres de la Société de médecine du Gard, associé de celles de Montpellier et de Vaucluse, naquit à Génolhac (1) (arrondissement d'Alais), en 1747. Son père était propriétaire cultivateur. A l'âge de cinq ans, il eut le malheur de se trouver privé des auteurs de ses jours, n'ayant pour appui qu'un frère (2), qui, voué à l'état ecclésiastique, devint aumônier et grand-vicaire du bienfaisant évêque d'Uzès, Bauhin. Mais les services qui lui furent les plus utiles et durent lui être les plus chers ont été ceux que lui rendit le chanoine *Dumé*, prêtre respectable, qui sut si bien apprécier l'heureux caractère et les dispositions du jeune *Montagnon*, que ce fut par ses soins et ses bienfaits qu'il commença ses études.

» J.-A. *Montagnon* fut d'abord destiné au barreau ; mais le souvenir de quelques mots échappés à son père, qui avait témoigné le désir d'en faire un chirurgien, le déterminèrent

(1) Son père s'appelait Jacques Montagnon ; sa mère, Anne Fabrègue. D'après le baptistaire produit lors de la maîtrise, il était né en 1743.

(2) Ce frère aîné était, en 1773, prieur-curé de Valabrix. Il devint vicaire-général de Monseigneur l'évêque d'Uzès, et mourut sur l'échafaud pendant la Terreur.

à suivre cette carrière. Le chanoine *Dumé* approuva sa résolution et lui en fournit les moyens.

» *Montagnon* vint d'abord, à Nismes, prendre auprès de l'habile chirurgien *Pignol* (1) les premiers éléments de la science qu'il voulait cultiver. Deux ans après, il fut envoyé à Grenoble, dans l'hospice des Frères de la Charité de cette ville, où il resta six ans. C'est à cette école qu'il a puisé les bons principes de l'art, qui n'ont jamais cessé de le diriger dans sa pratique (2). La passion qu'il avait pour l'étude était si grande qu'il s'y livrait jour et nuit. Il lui arrivait souvent, pour écarter le sommeil qui l'accablait, de se piquer le corps avec une épingle.

» De Grenoble, *Montagnon* passa à Montpellier, où il donna des preuves de connaissances acquises qui lui attirèrent l'attention des professeurs de l'Ecole de chirurgie, et le mirent dans le cas d'obtenir la place de chirurgien interne de l'hôpital Saint-Eloy. Le concours qui eut lieu à ce sujet eut cela de remarquable que *Montagnon*, qui avait obtenu la première place, pria ses juges de l'accorder à son concurrent, pour n'être pas un objet de jalousie, voulant bien se contenter de la seconde.

» Il demeura neuf ans (3) à cet hôpital, où il lui fut facile, non-seulement de se perfectionner sous les yeux des habiles maîtres qui le dirigeaient, mais encore de se livrer à son goût particulier pour la dissection. C'est là qu'il a travaillé à ces pièces anatomiques qui ont fait l'admiration des gens de l'art et des étrangers. Sa bonne conduite, ses connaissances, son aptitude à l'étude, son affabilité, le succès de ses cours particuliers, lui attirèrent de nombreux amis, parmi lesquels on peut citer l'évêque et les gens notables de Montpellier. Divers étrangers voulurent l'appeler dans leur patrie ; mais un attrait particulier et les sollicitations de

(1) Voyez plus loin la notice de ce chirurgien.

(2) J'ai retrouvé dans ses manuscrits de nombreuses observations, recueillies pendant son séjour à Grenoble.

(3) D'après le certificat produit lors de la maîtrise, il serait resté six ans seulement. Le concours aurait eu lieu en 1767, au mois d'août.

son frère contribuèrent à l'attirer à Nimes, où il vint se fixer en 1774 (1).

» Quoique les droits de *Montagnon* à la confiance publique fussent certains, il ne dédaigna point de faire de nouveaux efforts pour la mériter ; et, comme il désirait qu'elle fût durable, il n'employa pour y parvenir que les moyens que la délicatesse avoue ; aussi, dans les diverses fonctions qu'il a eues à remplir, comme maître en chirurgie de la ville, chirurgien en chef des hospices, accoucheur et professeur des accouchements, il se conduisit toujours de manière à ne jamais faire repentir de les lui avoir confiées.

» Dans le chirurgien en chef des hospices, il montra constamment le praticien instruit, l'opérateur prudent et habile, l'ami des pauvres et de ses devoirs. Dans l'art des accouchements, cette partie de la chirurgie la plus utile, si elle n'est pas la plus brillante, il fit autant admirer son habileté, dans les cas où l'art doit déployer toutes ses ressources, que cette patience, qui est la première qualité du confident de la nature, et avec laquelle, le plus souvent, on triomphe des obstacles. Ses égards pour le sexe, son respect pour la décence, étaient chez lui des qualités si remarquables, qu'il avait acquis, dans cette partie de son art, une confiance qu'il possédait à un degré où elle devient un titre de gloire.

» *Montagnon* fit, dans les premières années de son établissement, des cours particuliers d'anatomie, qu'il regardait comme ses délassements. Quelque temps après, il fit, avec le docteur Granier, le cours d'accouchement (2) établi par l'Evêque pour l'instruction des sages-femmes, et celles qui existent encore peuvent dire si c'était l'amour de la gloire ou le désir de faire de bonnes œuvres qui l'animait.

» Il fut un des membres les plus zélés de la Société de médecine. Il contribua, par son exemple et son influence,

(1) Montagnon vint se fixer à Nimes en 1773, et fut reçu maître au mois d'août de cette année.

(2) J'ai parlé avec détails de ce cours d'accouchement dans *les Médecins d'autrefois*.

à y maintenir l'harmonie, et a enrichi ses archives d'excellentes observations.

» Pour rendre hommage à la mémoire de M. *Montagnon*, il faudrait pouvoir offrir un tableau qui fît connaître tout l'intérêt qu'a dû répandre, dans une pratique de trente ans, celui qui savait allier le savoir et le jugement, le zèle et l'adresse, l'affabilité et la prudence ; celui qui voyait le pauvre avec le même empressement que le riche ; qui soignait tous ses malades comme s'ils avaient fait partie de sa famille; que les succès ne rendaient pas vain; que les difficultés et les revers ne décourageaient point; celui qui, se défiant sans cesse de ses lumières, employait tous ses loisirs à les accroître, appelait et écoutait avec déférence les conseils de ses confrères, et qui n'entreprenait aucune opération sans en avoir pesé les avantages et les inconvéniens. Mais où ce tableau peut-il être mieux gravé que dans le cœur des malades, qui l'ont honoré d'une confiance qui n'a eu de bornes que la mort; de ses collègues, qu'il accueillait comme des amis, et au préjudice desquels il ne se permit jamais la plus légère censure; que dans celui des pauvres de toutes les classes, auxquels il rendit les...... (1)

Sept ans plus tard, le professeur Baumes, en sa qualité de secrétaire perpétuel de la Société de médecine pratique de Montpellier (*Annales chimiques*, 1813, t. XXXIIe, p. 24), rend un hommage solennel à la mémoire de J.-A. Montagnon. Je voudrais pouvoir tout citer ; mais, pour ne pas répéter ce qui précède, je me borne à quelques extraits.

« C'est, en quelque manière, sous mes yeux, que M. Montagnon, se livrant à l'exercice de la chirurgie, béni du pauvre, aimé du riche, sans passion comme sans envie, d'un caractère doux et égal, partageait sa carrière entre les devoirs de son état, les soins d'une famille intéressante et les épanchements de l'amitié.....» « Il eût pu écrire sur l'anatomie, si, distrait par les travaux renaissants d'une

(1) Je suis obligé d'arrêter là ma citation, car la suite du journal a été égarée. La Bibliothèque municipale, pas plus que les Archives de la Préfecture, ne possèdent ce recueil à l'état complet.

pratique étendue, il n'eût été arraché au talent d'auteur, qui souvent fait rencontrer plus d'épines que de fleurs....» Rappelant sa conduite lors du concours à l'Hôtel-Dieu, il ajoute : « Par une générosité énorme, il laisse à son compé» titeur cette première place, objet de tant d'efforts, et il se » contente de la seconde, mettant ainsi à descendre le même » empressement que tant d'autres eussent mis à monter ». Plus loin, p. 27, il écrit : « Il fut le meilleur des pères, le plus tendre des époux, le plus délicat des amis, et à tant d'heureuses qualités joignit la modestie, le désintéressement et cette piété qui sied si bien dans un homme qui, par son état, a droit à la confiance la plus intime, et qui, par son caractère, peut le mieux rassurer contre l'abus qu'il serait possible que l'on pût en faire. Une attaque d'apoplexie foudroyante, termina, le 22 octobre 1808, les jours de cet homme vertueux ».

Ces éloges, qui pourraient paraître à certains suspects de partialité, ne sont pas cependant entachés d'exagération. Ils étaient mérités à bon droit, et le docteur Phélip, comme le professeur Baumes, tout en laissant déborder leur cœur, ont rendu au chirurgien nimois le plus sincère et le plus légitime des hommages.

Montagnon fut, en effet, un maître dans la plus large acception du mot. Non content d'être le plus habile opérateur de son temps, le plus prudent des accoucheurs, il était encore le plus avide de s'instruire. Considérant sa profession comme un véritable sacerdoce, il ne négligeait rien pour en multiplier les bienfaits. A l'imitation de son ami le docteur Baumes, il se délassait de ses fatigues professionnelles en méditant les œuvres des grands chirurgiens, et il a laissé une bibliothèque qui, par ses richesses, atteste, avec l'universalité de ses connaissances, le désir incessant qu'il avait de les accroître.

Esprit curieux et observateur, patient et réfléchi, il a consigné ses idées dans une foule de manuscrits ; mais, malgré les sollicitations de ses amis, il ne leur a pas donné la publicité qu'elles eussent méritée. Relégué dans une ville de province, dépourvu de toute ambition personnelle, privé de ce stimulant qu'on nomme l'émulation, il s'est contenté d'être auteur dans l'intimité de son cabinet. D'après les souvenirs de ma grand-mère, morte il y a une dizaine d'années, il cherchait ainsi une diversion aux préoccupations du moment ; car, chose digne de remarque, c'est surtout pendant le règne de la Terreur qu'il s'est livré au travail de rédaction. Les agitations de la rue, les clameurs du club qui se tenait dans la chapelle du Lycée, c'est-à-dire vis-à-vis sa modeste demeure, ne le trouvaient pas indifférent ; mais elles étaient impuissantes à détourner de ses méditations ce citoyen honnête et respecté.

Les manuscrits qu'il laissa à sa mort étaient nombreux ; mais le temps, qui ne respecte rien, en a réduit considérablement le nombre. Il en reste cependant assez pour témoigner de la variété de ses études et justifier les éloges qui ont été faits de son activité intellectuelle.

Les sujets traités concernent la botanique, la physiologie, l'anatomie, la chirurgie et l'obstétrique ; mais, même dans les cahiers de compilation pure, se dégage de temps à autre une remarque personnelle. A en juger d'après l'étendue et le nombre des mémoires, la chirurgie et les accouchements ont été l'objet de ses prédilections. Il y a un travail sur les plaies en général, un traité d'opérations chirurgicales, remarquable par la justesse et la clarté des descriptions ; un mémoire sur les règles de l'alimentation dans les maladies chirurgicales, et un autre sur les métastases. En ce qui concerne les accouchements, on a seulement les trois discours qu'il avait prononcés dans le cours qu'il faisait aux sages-femmes du diocèse de Nimes (1), une foule de notes relatives aux points les plus ardus, et deux discours prononcés aux séances publiques et annuelles de la Société de médecine du Gard. Le premier roule sur les *Abus et superstitions dans la pratique des accouchements* ; le second est un *Examen des anciens et des modernes sur l'art des accouchements*.

Les observations pratiques forment une collection assez étendue ; nous citerons en particulier : 1° Réflexions sur les

(1) Ce cours avait été établi, en 1787, par les soins et la munificence de Mgr Cortois de Balore, évêque de Nimes.

playes et fractures de la tête ; 2° Observation sur un épiplocèle pris pour un bubon vénérien ; 3° Réflexions pratiques sur l'usage du forceps dans les accouchements laborieux, etc. Je me borne à ces indications, car, pour tout citer, il faudrait plusieurs pages.

Montagnon, malgré sa modestie, a eu trois éditeurs. Le plus ancien et le plus illustre est Chopart, chirurgien en chef de l'hospice du Collège de chirurgie de Paris, professeur aux écoles de chirurgie. etc. On lit, en effet, dans son *Traité des maladies des voies urinaires,* Paris, 1792, p. 282, le passage suivant. : « En 1776, M. Montagnon, chirurgien à Nimes, fut appelé pour sonder un homme de 65 ans, qui avait les symptômes de la pierre. Il eut de la peine à faire pénétrer la sonde dans la vessie, à cause d'une résistance qu'il éprouva au col de ce viscère : ayant introduit cet instrument, il sentit un corps dur qui rendait obscurément le son d'une pierre. Quelques jours après, il entendit distinctement le son qui résulte du choc d'une sonde contre un corps pierreux ; mais la faiblesse du malade empêcha de tenter l'opération de la taille. Après la mort, on trouva dans la vessie un fongus, de la grosseur d'un petit œuf, dont la surface inégale était incrustée de graviers ». C'est là sans doute le résumé d'une observation qui avait été envoyée par l'auteur à l'Académie de chirurgie.

Son fils Louis, qui fut reçu docteur en médecine à Montpellier, en 1802, a publié trois mémoires de son père. Ce sont : 1° RÉFLEXIONS ET OBSERVATIONS SUR LES ABCÈS AU FONDEMENT, *Annales cliniques* ou *Recueil périodique de mémoires et observations,* Montpellier, 1814, t. XXXIII, p. 355. L'originalité de ce travail consiste dans un mode particulier de traiter les abcès de l'anus. « La seconde incision, que M. Montagnon vante avec tant de complaisance, et qu'il plaçait sur la première, dans ce qu'il appelle le point le plus déclive, en lui donnant la forme d'une gouttière, n'est réellement utile que pour les grands abcès, ou quand la peau est fortement amincie ». Cette critique du professeur Velpeau (*Dictionnaire des sciences médicales,* 1833, t. III, p. 314), n'est nullement motivée, si l'on se reporte au texte du mémoire. (Voir encore Vidal de Cassis, *Traité de pathologie externe,* 1851, t. IV, p. 454).

2° Usage des ligatures préféré a l'instrument tranchant et aux caustiques (*Annales cliniques*, etc., Montpellier, 1814, t. XXXIV, p. 304. Six observations).

3° Obstacle a l'urètre avec strangurie et dysurie, (*Annales cliniques*, etc., Montpellier, 1814, t. XXXIV, p. 315).

Enfin moi-même. j'ai eu l'honneur d'être l'éditeur de mon bisaïeul. Dans une lettre adressée à mon ancien maître, M. le professeur Courty, j'ai relaté une remarquable observation, qui, à raison de certaines particularités, n'a pas sa pareille dans la littérature médicale. On trouvera ce document dans un journal (*Gazette des Hôpitaux*, 1861, p. 277) et dans l'ouvrage que j'ai publié, il y a quinze ans, *De l'atrésie des voies génitales de la femme*. Paris, 1863, p. 87.

On le voit, d'après les détails qui précèdent, ces publications posthumes ne sont qu'une minime partie des travaux délaissés par mon aïeul, et constituent, par suite, un apport relativement insignifiant. Il est regrettable que, dans les premières années de ce siècle, ils n'aient pas rencontré un éditeur plus zélé ou plus persévérant; car beaucoup méritaient assurément les honneurs de la publicité. Certains procédés opératoires, certaines manœuvres, qui ont perdu aujourd'hui de leur intérêt, étaient alors neufs et réalisaient un véritable perfectionnement, ou signalaient un progrès indéniable.

Comme membre de l'*Institut de santé* et de la *Société de médecine du Gard*, Montagnon a écrit une foule de rapports recommandables par l'excellence du jugement et la solidité des connaissances. Un seul a été publié : il est relatif à un point délicat de pratique obstétricale (B. N. n° 1165 du nouveau catalogue), et a été rédigé en collaboration avec son collègue Larrey.

Montagnon avait épousé, le 17 août 1775, Mlle Marguerite Rollin, fille de Claude Rollin, architecte, et de dame Suzanne Tesse. Les témoins de la cérémonie nuptiale sont: Antoine Rouvier, négociant; Jean Goirand, écuyer et ancien conseiller au Conseil supérieur de Nismes; Louis Pontier, avocat et syndic du diocèse. De ce mariage naquirent

Suzanne-Marguerite (16 novembre 1776), Claude-Louis (15 juillet 1779), Emilie (21 septembre 1780), etc.

Nicolas Antoine. Fils de Pierre Nicolas et de Louise Bouzige, il épousa, le 15 mai 1727, Mlle Magdeleine Fabre, fille de Jean Fabre, fabricant de bas, et de Suzanne Colomb. Il était garçon chirurgien, lorsqu'il acquit de Valette le poste de greffier de la communauté. Cette acquisition émut au plus haut point les maîtres nimois ; mais, peu après, tout finit par s'arranger, grâce à la réception du titulaire en qualité de maître et au remboursement du montant de cette charge par la communauté. Resté greffier *ad honores*, Antoine exerça longtemps cette fonction. Ce fut seulement en 1777, c'est-à-dire après cinquante ans d'exercice, que l'âge et l'affaiblissement de la vue l'obligèrent à démissionner en faveur de son fils.

Nicolas Jean. — Né du précédent, le 9 janvier 1728, il fut un élève distingué des Jésuites, et se fit recevoir maître ès-arts. Malgré ce titre, qui donnait accès aux carrières libérales, il se contenta d'embrasser la profession paternelle. Admis dans la communauté à l'âge de 26 ans (14 novembre 1754), il cherchait sa voie, lorsqu'une circonstance fortuite le mit en relief. Mandé à Genève par les docteurs Baux et Razoux, qui étaient ses protecteurs, il avait pour mission d'y suivre Tronchin, et de se mettre au fait de sa méthode d'inoculation. Bien accueilli, il suivit le traitement des inoculés et ne tarda pas à venir rendre compte de son voyage à ses maîtres . « Cela fait, il ne s'agissoit plus que de se procurer des inoculations et de partager le prix du labeur, qu'on mit d'abord assez haut, mais qu'on fut ensuite obligé de réduire : ce fut alors que la rapacité de l'inoculateur se fit voir dans tout son jour. Ce fut alors qu'il méconnut la voix de ses maîtres, et que son cœur avare, se dilatant aux approches de l'or, qui sembloit le venir chercher de toute part, méconnut les sentimens d'une juste reconnoissance, et refusa cruellement d'inoculer avec les médecins qui venoient de lui frayer le chemin de la fortune .

« Vous conviendrez, Madame, que ce procédé n'est point honnête, et que tout médecin et chirurgien qui a l'âme assez basse pour n'avoir que son intérêt en vue, devroit être banni de la Société comme un monstre qui peut la détruire, en immolant à son avarice toutes les victimes que le crime peut lui présenter ». *Lettre sur l'inoculation de la petite vérole*. Cologne, MDCCLXV, p. 10. Bibl. nat. Td $\frac{64}{133}$.

Dans quelle mesure les faits allégués dans ces passages sont-ils exacts, c'est ce qu'il est difficile de dire ; mais, à moins de les révoquer en doute, on ne saurait méconnaître leur extrême gravité, surtout si l'on ajoute que l'auteur de cette *lettre* anonyme n'est autre que le docteur Baux. Vu sa position et l'estime universelle dont il était entouré, c'est là une circonstance accablante, d'autant que Nicolas, s'il a eu connaissance de ce document, ce qui ne saurait être mis en question, a gardé à son endroit le silence le plus absolu. Passe encore si, de parti pris, il eût dédaigné toutes les attaques ; mais, en dépit de son verbiage philosophique, il est loin d'avoir la résignation, cette qualité maîtresse des esprits forts. « Qui m'auroit dit, écrit-il (page XI), lorsque, pressé par le devoir d'être utile à ma patrie, j'entrepris le voyage de Genève, qu'il se trouveroit parmi mes concitoyens des hommes injustes pour me faire un crime de ce qui devoit me faire un mérite à leurs yeux : mais, dès que l'intérêt est le mobile qui fait agir, on ne doit être surpris de rien, et l'on doit s'attendre à tout. J'ose le dire : j'ai été une victime de l'*insertion*, et je pense me placer parmi les martyrs de la vérité, malheureux d'apprendre par ma propre expérience que le dernier des crimes que l'on pardonne est celui d'annoncer et de vouloir étendre des vérités nouvelles ». Un peu plus loin (p. XIX), prenant à partie le docteur Razoux, il consacre trois pages à réfuter une note de quelques lignes qui se trouve dans la *Lettre à M. Belletête sur les inoculations faites à Nismes*. Bref, méconnaissant son rôle, il se pose en génie persécuté, alors qu'il est la victime de son orgueil et de son ambition démesurés.

La similitude de nom, de prénom et de profession, a fait attribuer au chirurgien nimois la traduction de la *Nosologie méthodique*, de Sauvages, le *Manuel du Jeune chirurgien ;* mais, en réalité, il n'a publié que l'ouvrage suivant : JOURNAL DES INOCULATIONS de *M. Nicolas, maître en chirurgie* [Vign. un fleuron]. A Avignon, chez Louis Chambeau, imprimeur-libraire, près les RR. PP. Jésuites, MDCCLXVI, avec permission des supérieurs, in-8° de LXII et 39 pages. L'ouvrage, dédié à Tronchin, renferme : 1° une épître dédicatoire, datée de Nimes, le premier septembre 1766 ; 2° un discours préliminaire, paginé en chiffres romains, et allant jusqu'au bas de la page LXII ; mais, après la page XXII, la disposition typographique change. La page est coupée en trois par deux lignes longitudinales. La première case contient *le nom et l'âge* de l'inoculé ; la seconde, imprimée en plus gros caractères, *l'état de la maladie et des playes ;* enfin, la troisième, le nombre des boutons. Il y a en tout quatre-vingts inoculations, dont quarante-une à Nimes, neuf à Marseille, sept à Alais, six à Avignon, cinq à Arles et les autres à Montpellier, à Béziers, à Annonay et dans le Dauphiné ; 3° observations particulières sur l'état des maladies et des playes, paginées en chiffres arabes et contenant 30 pages en comptant les fautes à corriger. [B. N. art. 5903 de l'ancien catalogue et 729 du second supplément].

L'exemplaire que je possède a, suivant toute vraisemblance, été donné à mon bisaïeul Montagnon par l'auteur lui-même. Il est très-précieux par les annotations qu'il renferme, et qui ont été faites à la plume. Les unes sont des *errata,* les autres des *addita,* dont les plus intéressants concernent le docteur Razoux.

Quant à l'œuvre en elle-même, elle est essentiellement un recueil d'observations, rangées par ordre chronologique et accompagnées de quelques remarques sans grande portée comme sans grand enseignement. Est-ce à dire qu'elle soit dénuée de valeur? Telle ne saurait être mon appréciation. On doit, au contraire, louer l'auteur de l'avoir écrite, et regretter que son exemple n'ait pas rencontré d'imitateurs. Dans cet exposé consciencieux, il a payé son tribut à la question alors pendante de l'inoculation, et, à ce point de vue, il a des droits indéniables à la reconnaissance des savants (1).

(1) La *Topographie de Nismes* lui a consacré, à la page 470, une note extrêmement flatteuse.

Nicolas paraît, comme inoculateur, avoir acquis une honorable aisance ; ce qu'il y a de positif, c'est qu'à plusieurs reprises, il a prêté ses deniers à la communauté des chirurgiens ; mais, connaissant à fond la situation, il a su retirer en temps opportun les sommes plus ou moins importantes qu'il avait versées.

Le 22 juillet 1777, il succéda à son père dans l'emploi de greffier ; mais, comme celui-ci, il abandonna à la Compagnie les revenus et émoluments afférents à cette charge, à la condition qu'il lui serait remboursé les 337 livres 5 sols déboursés pour obtenir les provisions et les frais en dépendant. Par suite de cette cession, la charge était purement honorifique ; mais, en retour, elle n'était pas trop lourde à remplir. Les délibérations étaient, à de rares exceptions près, libellées d'après un modèle uniforme : quant aux lettres de maîtrise ou de sage-femme, elles n'étaient pas très-nombreuses ; car beaucoup d'individus s'en passaient, au grand désespoir de la communauté, dont la caisse était médiocrement garnie.

Jean Nicolas a habité tour à tour la rue de la Roserie et la rue des Prêcheurs. Il avait épousé, en premières noces, Mlle Marie Defaux, et en secondes, Mlle Jeanne (*sic*). Il était veuf, et âgé de soixante-dix-sept ans, lorsqu'il mourut, le 26 germinal an XIII (16 avril 1805).

Nicolas Paul. Fils du précédent et de Marie Dufaux, il fut reçu maître le 8 juin 1769. Il épousa Mlle Catherine Granier, fille de Guillaume Granier, maître en chirurgie, et sœur du docteur en médecine. Il en eut plusieurs enfants, et notamment Jacques-Antoine (28 janvier 1774). Il habitait, en 1789, la rue de la Fleur-de-Lys et mourut peu après son père. Il avait de l'aisance et a prêté plusieurs fois à la Compagnie, notamment le 12 mars 1773.

Nouton Joseph. Originaire d'Uzès, il épousa, le 27 février 1748, Mlle Marie Darvieu, fille d'un fabricant en bas. Reçu peu après maître, il eut de nombreux enfants : Joseph-Placide (23 septembre 1748), Marie-Placide (20 octobre 1749), Joseph-François (6 décembre 1750), etc., etc.

Pignol Louis. Malgré mes recherches, je n'ai pu rien trouver sur ce chirurgien, qui était étranger à notre cité.

Tout ce que je sais, c'est qu'il fut reçu maître en 1715, et prêta les mains dans un baptême (22 novembre 1725). Son nom figure dans le compoix cabaliste de 1727. (*Arch. mun.* PP. 5).

PIGNOL Louis. Fils du précédent, il fut reçu en 1738. Il avait épousé Marguerite Valette, fille d'un maître. Il en eut plusieurs enfants. Sa fille Elisabeth épousa, le 25 avril 1775, Michel de Roillet de Bellisle, escuyer, ancien conseiller en cour souveraine. Pignol avait de la réputation et a formé de nombreux élèves, dont quelques-uns se sont distingués. Il était inoculateur; mais, à l'opposite de Nicolas, il s'est borné à inoculer ses compatriotes. Il était chirurgien des RR. PP. Carmes, et recevait, à ce titre, vingt livres par an. Il est mort à un âge très-avancé.

POMARÈDE Antoine. Il était originaire de Revel et fils d'un maître apothicaire. Il était chirurgien-major du régiment de Grivy, lorsqu'il épousa, le 24 février 1716, Marie Peschaire. Après avoir quitté le service, il se retira à Nimes et fut reçu maître en 1724. Il était mort en 1735.

POMARÈDE Paul. Né du précédent, le 5 juillet 1725, il fut reçu maître en juin 1748 et mourut en 1761.

PRADEL Marc. On ignore son origine; on sait seulement qu'il fut reçu maître en 1722. Sa vie fut longue et honorable. Il a, de 1757 à 1765, inoculé plusieurs enfants.

PRADEL Pierre. Fils du précédent, il fut reçu maître le 7 octobre 1756.

QUET Jean-Antoine. Reçu en mars 1782, il a été le dernier maître que la communauté nimoise ait admis dans son sein. Le 11 octobre 1784, le lieutenant Martin, ne pouvant faire la visite, à raison de son service à l'Hôtel-Dieu, il fut nommé inspecteur des chirurgiens de village pour quatre ans, et donna, pour ce motif, caution aux prévôts. En 1789, il habitait le faubourg Richelieu, et, en 1790, il reçoit 24 livres pour une année de barbe des RR. PP. Carmes.

REILHAT DE LA BOISSIÈRE. Né à Saint-Pierre-de-Lissac (Corrèze), le 21 janvier 1749, il avait étudié un an (1765-66), à Lyon, chez Malu, et sept ans à Nimes, chez P. Pradel. Reçu le 15 janvier 1776, il n'a pas laissé de lui, au point de vue professionnel, un très bon souvenir, témoin la séance du 7 août 1777. Je la résume en quelques traits, car elle est instructive à plusieurs points de vue. Contrairement aux us et coutumes, Reilhat avait pris un garçon sortant de chez le lieutenant des maîtres perruquiers sans son consentement. Sur plainte portée au troisième consul Granier, l'affaire fut renvoyée par devant les prévôts qui, par égard pour la Compagnie, la lui soumirent. La Compagnie fut unanime à prononcer le renvoi du garçon ; mais Reilhat n'entendit pas de cette oreille. Il s'entêta, et fut condamné par les officiers municipaux au renvoi du garçon, à cinq livres d'amende et aux dépens. De là grande colère, propos injurieux contre les prévôts, et, en fin de compte, exclusion de la Compagnie pour six mois. En 1786, il refuse de payer sa cotisation annuelle et y est contraint par voie de justice. Il a habité tour à tour la rue des Greffes et la rue des Fourbisseurs, et vivait en 1803.

Roustan Jacques. Fils de Joseph, maître chirurgien, et de Marthe Carbonnel, il fut reçu vers 1708. Il épousa Mlle Jeanne Dubois, fille d'un traiteur, le 15 janvier 1714. Un de ses fils devint docteur en médecine.

Rouvière Claude. Il fut promu maître en 1731.

Rouvière François. Fils du précédent, il fut promu maître en mai 1764.

Serres Jean. Il fut promu maître en août 1764. Plus heureux que le précédent, il vivait en 1789 et habitait le Plan du Cours. Il était le gendre de son confrère, Pierre Blanc.

Talagrand Pierre. Originaire de Sernhac, il épousa, le 13 octobre 1700, Marguerite Valette, fille de Simon, maître chirurgien; il en eut Marthe, le 1er octobre 1705.

Valette Jean. Fils de Simon, maître chirurgien, et de Louise Rieu, il naquit le 20 mai 1683 et fut reçu maître vers 1707. De son mariage avec Marguerite Alméras, il eut plusieurs enfants, parmi lesquels l'auteur du *Tripot de Milhaud* et des *Sonnets sur les antiquités de Nismes*. Doué d'une certaine éducation littéraire, il fut le premier chirurgien qui fut greffier de la Compagnie et vendit, en 1728, sa charge à Antoine Nicolas. Il fut consul en 1720 et 1721, et parvint à un âge très-avancé.

Verdier David. Etranger à notre cité, il fut, sauf erreur,

promu maître vers 1712. On ne possède aucun renseignement à l'endroit de sa capacité.

Viguier Bertrand. Reçu maître en novembre 1772, il avait épousé Mlle Marie Trémoulet, et en eut une fille, le 7 mai 1775. Il avait sa boutique aux Calquières et son appartement à la place du Marché, dérogation aux us et coutumes qui lui valut les remontrances de la Compagnie. Ce n'est pas, du reste, la seule circonstance où il eut maille à partir avec celle-ci, témoin la séance du 3 juin 1784, qui lui est tout entière consacrée.

Il vivait en 1803 et habitait le boulevard des Calquières.

Ce sont là, religieusement relevés, tous les maîtres qui ont été reçus à Nimes pendant le xviiie siècle ; mais ce ne sont pas les seules personnes qui y aient pratiqué la chirurgie. A la fin du siècle notamment, il y eut une sorte d'invasion de chirurgiens qui, mettant à profit les évènements politiques, vinrent faire concurrence aux ci-devant privilégiés. Parmi ces nouveaux venus, il convient de signaler J. Recolin et C.-H. Larrey, dont il a été parlé dans *les Médecins d'autrefois*. Tous les deux ont fourni une carrière honorable et jeté un certain éclat sur la profession dont ils furent à Nimes les derniers représentants.

TABLE DES MATIÈRES

APPENDICE.

Nimes. — Imp. Clavel-Ballivet et Ce, rue Pradier, 1.

www.ingramcontent.com/pod-product-compliance
Ingram Content Group UK Ltd.
Pitfield, Milton Keynes, MK11 3LW, UK
UKHW020224220726
13923UKWH00002B/506

9 782019 677039